家庭用药百宝箱丛书

冠心病用药知识问答

主　编　李金辉　李东晓　陈丽华
副主编　杜风坤　李　峰　王翠兰

科学技术文献出版社
Scientific and Technical Documents Publishing House
北　京

(京)新登字 130 号

内容简介

本书将近 300 个冠心病治疗中的常见问题以问答的形式，简明扼要地对居家用药的注意事项、冠心病的简介、冠心病居家常用的 80 余种用药进行了阐述。希望本书对冠心病患者有一定的帮助，成为居家用药简明的查阅工具，即使是对医务工作者亦具参考价值。

《家庭用药百宝箱丛书》编写委员会

主　　编　陈　峥

副 主 编　刘小鹏　郑　曦

编　　委　王玉波　刘运湖

　　　　　杨　斌　周立霞

策划兼秘书　李方玲

前言

由于经济发展、生活节奏的加快和生活水平的提高，人们的生活方式、生活习惯发生了极大的改变，各种慢性病明显增多；同时老龄化社会的到来，患者的医疗需求也发生了改变，由救急治疗，趋向于巩固、预防治疗和延年养生。因此，患者居家用药明显增多，尤其是老年人多病共存，同时服用2～3种及3种以上药物者也越来越多。

药物如何服用？服用药物有可能出现什么异常情况？什么情况下，提示需要停用个别药物？服药的时候，饮食上要注意什么？这种药物不能和哪些药物同时应用？与其他药物同时应用要注意什么？中西药如何服用？药物之间孰优孰劣？诸如此类众多的为什么，是患者或家属居家用药时最关心的问题。

有鉴于此，我们组织北京中医药大学附属医院——北京老年医院等单位长期从事临床工作的医护专家、临床药师，针对患者及家属居家用药所关心的问题，编写了临床常见病、多发病（糖尿病、高血压、冠心病、脑血管病等）的《家庭用药百宝箱丛书》。旨在指导患者结合自己的病情，居家合理运用药物，避免用药不当带来的不良后果。因此，在内容选择上，力图反映常用药物（包括一些新药）的使用方法、注意事项以及基本治疗思路和原则；文字上尽量做到通俗易懂、简洁明了，使不具备医学知识的患者及家属也能掌握一些常见病的诊疗方法、常用药物使用的注意事项。本书也可作为各级医务人员特别是广大基层医务人员用药的参考。

在编辑本书的过程中，得到了科学技术文献出版社的大力支持，值此“丛书”付梓刊行之际，表示诚挚的谢意。

陈　峥

目录

第一章

用药注意事项

目前冠心病还是不能彻底根治的疾病，只能依靠合理的治疗使患者带病延年。冠心病是慢性病，除严重情况如急性冠脉综合征或病情突然变化，一般不需要住院治疗，但应坚持长期居家用药等综合性治疗，才能够有效改善症状、防止病情进展、促进健康、延长寿命。

大家都知道"是药就有三分毒"，药物具有治疗的作用，也具有损害人体的各种副作用；"用药如用兵"，不仅要吃正确的药，更要正确地吃药。患者及家属关心的重要问题就是如何了解药物的作用、副作用，掌握正确的用药方法。本书就从取药开始，逐步向患者及家属说明这些问题。

1 为什么取药后一定要仔细查看外包装？

有些人经过看病、检查、取药诸多过程，再加上辛苦的排队等待，常常焦急心烦，失去了耐心；或平常就是大意的人，过分相信司药人员的责任心，以至于在医院的药房窗口或药店取药后，不注意看所取的药物，就随手放进包中。岂不知药物"事关人命"，发药人员也难保没有百忙一疏的可能性，且"药物出门，概不退换"，等回到家中，再发现问题，岂不是徒增烦恼？还是请大家取药后，先要仔细地查看药物外包装，是否是医生医嘱开的药物？再要查看一下外包装是否破损或封口是否已被打开过？另外，还要查看一下外包装上的说明。

2 为什么不能购买包装破损或封口已被打开过的药物?

包装破损或封口已被打开过的药物,既便不是假药,也会影响药物的保存质量而提前失效,何况更有存在装错了药的可能呢。除非是临时用的少量药物,以及由药房用药袋配给的药物,为了安全,请不要购买包装破损或封口已被打开过的药物。

3 查看药物外包装盒说明的重点是什么?

药物外包装盒上应有药物名称、批准文号(国药准字)、注册商标、生产厂家、生产日期、产品批号、有效期、贮藏;还有药物成分、性状、规格、适应证(功能与主治)、用法用量、不良反应、禁忌、注意事项等。

患者或家属查看药物包装盒上的说明书,重点查看的是药物名称、适应证、剂量用法,及有无批准文号、生产厂家等,其他的可做一般了解。药物名称、适应证、剂量用法等项必须与就诊时医生关照的、药房发药时说明的药名和用法相符合;药物必须有批准文号、注册商标、生产厂家这些内容,否则就是假药。

4 为什么会有一药多名?

这是因为药物名称,有通用名、商品名、英文名、汉语拼音、化学名称等的不同。

通用名:国家食品药品监督管理局规定,医生处方的药物名称必须使用通用名,禁止使用其他不规范的药名。药物的通用名是国家药典或药物标准采用的法定名称。它的特点是具有通用性,即不论哪个厂家生产的同种药物都可用的名称。

商品名:又称为商标名,具有专有性质,通过注册受到法律保护,常在说明书的左上角用 R 表示。需要注意的是,同一成分且功能相同的药,经过不同的厂家生产出来,一种药物有时出现数种甚至几十种商品名称,如常用的降压药氨氯地平商品名有：平能、络活喜、雅氏达、压氏达、麦利平、兰迪等名称，这些药物是可以相互替代的。生产厂家不同，药物的价格就可能有较大的相差。而不同成分、疗效相差甚远甚至相反的药，商品名称却又极其相似，如阿司匹林商品名有益欣雪、与阿奇霉素的商品名益欣一字之差，二者却是不同类别的药。

化学名：是药物的化学结构式的名称，一般仅供医务人员参考。

汉语拼音：根据药物通用名称的汉语拼音来确定。

仔细地看清药物名称的意义有：

①知道所用的药物，便于下一步再就医或取药时告知医生。

②避免取错药物。当你所取的药物名称与医生交待的药物名称不一样，而你又不能确定是别名时，不要轻率地认为是一药多名，一定要向医师或药师求证！

③如服用后发生过敏或其他异常现象时，可以正确地告知医师是何种药物所导致，以避免再次开同类药物。

④最主要的是：患者了解自己服用药物的通用名，可以避免因一药多名引起的重复使用同一种药物而导致用药过量。

5 包装说明上的批准文号是什么意思？

批准文号，是指国家批准药物生产企业生产药物的文号，是最直接、最简单地从外观即能判断药物合法性的标志之一。批准文号格式是：国药准字＋拼音字母＋8 位数字。其中“药”代表的是药物，这是最基本性质(与保健食品和医疗器械的区别)，“准”字代表国家批准生产的药物；字母是指药物类型的汉语拼音，包括 H、Z、S、T、J，分别代表药物的不同类别：H 代表化学药物、Z 代表中成药、S 代表生物制品、T 代表体外化学诊断试剂、J 代表进口分包装药物；8 位数字的第 1、第 2 位代表原批准文号的来源，其中 10 代表原卫生部批准的药物，19、20 代表国家药品监管部门批准的药物，其他的为地区区号；8 位数字中的第 3、第 4 位代表换发批准文号之年的公元年号的后两位数字，但来源于卫生部和国家药品监管部门的批准文号仍使用原文号年号的后两位数字；第 5、第 6、第 7、第 8

位为批准文号的顺序号。例如，北京某药厂生产的“盐酸贝那普利片（洛汀新®）”的批准文号是：国药准字 H20000292。其中 H 代表化学药物，20 代表国家药品监管部门批准的药物，00 代表 2000 年批准，0292 是顺序号。而北京某药厂生产“复方利血平氨苯蝶啶片”的国药准字 H11022335，则 H 代表化学药物、11 代表北京、02 代表 2002 年批准、2335 代表顺序号。

6 药物的产品批号有什么意义？

生产单位在药物生产过程中，将同一次投料、同一次生产工艺所生产的药物用一个批号来表示。批号是用于识别某一批产品的一组数字或数字加字母。

有的批号可能与生产日期有关，但要特别注意这组数字与该产品的生产日期并不一定有直接联系，如某产品批号可标示为 100202、20031245、200507AD 等形式，从批号上不能确定生产日期；不同的生产厂家所标示的批号位数也有所差别；还有另一种批号表示法，如抗生素批号为“51-0799-15”，即 51 为品种代号，系指注射用盐酸四环素，“07”为 7 月，“99”为 1999 年，“15”为第 15 批。

7 药物有效期有什么意义？如何判定药物是否过期？

药物的有效期是指药物在规定的储存条件下，保证质量的最长使用期限，故又称为保质期；因其是药物有效成分降至 90％时的时间，又称失效期。药物有效期表示方法是有效期至某年某月，国家食品药物监督管理局规定有效期应以月为单位表述。有效期的计算是从生产日期开始的，如某种药物生产日期是：20040213，有效期是 36 个月，那么有效期的合法标示就是 20070212 或 2007 年 1 月。

必须强调的是，药物的实际有效期限并不一定与所标的完全符合，它与存放条件密切相关，有些需要在低温、避光、密封和防潮条件下保存的药物，若不按其适宜的条件保存，如温度过高、湿度过大、光线过强等，即使在规定的有效期内，也同样会提前失效；拆封后的药物有效期也一般会缩短。

药物超过有效期或到达失效期后则为过期失效。超过这个期限，绝对禁止继续销售、使用，否则按劣药查处。因此，服药前，一定要知道所用的药物是否过期。如何判定药物是否过了有效期呢？

(1)查看有效期或批号：可根据生产日期或批号及有效期来判断药物是否过期。一般来说，药物都标明了有效期。

(2)有些不能通过标示来了解其有效期的(如散装的药板、袋药)药物，可从外观上发现：①药片变色，如白色药片变灰黄、灰黑、黯红或出现霉点、斑点。②冲剂、糖浆剂浑浊、变味，有的也发霉。③无有效日期的注射药失效，一般都会发黄或颜色加深，有的变混浊，有的长出絮状物。④糖衣片失效，往往出现爆裂、异色斑块或斑点、自溶、变黑、发霉。⑤软膏失效，多出现药膏水化现象，或变稀、变色、变气味，软管内气体充盈而管体鼓胀。⑥粉剂药物失效，一般有变色或潮湿、有霉味，注射用粉剂在溶解后可见颜色发黄。

对于那些虽有有效期，但保存环境不相宜而提前过期变质的药，也可按上法鉴别。

8 药物如何贮藏？

药物贮藏对用药的安全、有效至关重要。曾多次发生小孩偷服母亲床头柜里避孕药、误将糖衣片当糖吃引发严重不良事故的报道，这些都是药物贮存不当造成的。另外，药物保管不善，也会影响药效。要注意以下几点：

①药物要放在幼儿拿不到的地方，严加保管，对于剩余的药量做到心中有数。

②潮湿、高温、透光会使药物变质，所以要注意防潮，放在干燥通风的地方，也要避免日照。

③药瓶上应有明显的药名标签、剂量，浓度要准确，不要随意将药装入标有其他药名标签的瓶中，以免引起误服。

④凡过期或有变色、受潮、发霉、沉淀等现象的药物，要坚决清除掉，不能再服用。

⑤口服药物一定要与其他如外用药、农药、杀虫药等分开放置。

9 药物说明书有什么意义？

药物说明书是药物生产销售部门介绍药物的特性、指导合理用药和普及医药知识的文书，是生产单位承担法律责任的重要依据，也是医生、药师指导患者选用这种药物的重要依据。国家规定药物说明书，一定详细罗列已经研究确定的药物的副作用、不良反应和禁忌证等，是药物正规和安全的一种体现。

药物不良反应监测中心的一项调查显示，只有不到两成的中老年居民按照说明书用药。很显然，大部分人没有意识到药物说明书的重要性，这给安全用药带来了隐患。忽视服药的方法以及药物之间的相互作用，可能影响治疗效果，或给患者带来一些痛苦，甚至于给生命带来危险；大多数药物都或多或少地有一些副作用（特别是长期、大量使用时，更容易引起副作用），如不了解药物的有害之处，不懂得预防措施，盲目滥用，必然造成严重后果。临床上因不看说明书而引起不合理用药的事情屡有发生，导致诸多药源性疾病的发生。

10 药物说明书的内容有哪些？

每种药物的说明书应包含以下内容：药物名称、成分（主要组成成分）、性状、适应证（或功能与主治）、规格（含量与重量）、用法与用量、不良反应、禁忌证、注意事项、孕妇和哺乳期妇女用药、儿童用药、老年患者用药、药物相互作用、药物过量、药理毒理、药代动力学、贮藏、包装、有效期、批准文号、执行标准、生产企业等。

不要小看了这薄薄的小纸片，它可是用药的重要依据。用药前患者或家属一定要查看的是药物适应证、禁忌证、用法用量、不良反应、注意事项、有效期等。

11 药物说明书中的成分含义是什么？

成分系指处方所含的药味、有效部位或有效成分等。根据规定为了公众健康利益的需要，便于用药者全面掌握药物特点，应列出处方中的全部成分。对于处方已列入国家秘密技术项目的品种，以及获得中药一级保护的品种，可不列此项。

12 药物说明书中的性状表示有什么意义？

根据中国药典，按颜色、外形(片剂、胶囊剂、颗粒、液体、栓剂、软膏等)、气味依次规范描述，便于从外观上鉴别药物质量。如果药物性状与说明书不相符，如白色片剂变黄、澄清液体变混浊，说明已变质不可使用。

注:(1)性状中注明"肠溶片"、"缓释片"、"控释片"的药物是不可以压碎服用的。

(2)但如怀疑为急性心肌梗死的胸痛患者，除非有禁忌证，应该先给予阿司匹林150～300mg嚼服，因为非肠溶制剂较肠溶制剂经口腔黏膜吸收更快。

13 药物说明书中的适应证有什么意义？

该项内容是说明书中最重要的内容之一。药物的适应证，是指该药适用于治疗的疾病或改善的症状，中成药的说明书中用"功能主治"表示。一种药物的适应证一定是经严格研究证实的，并由药物主管部门批准。增加药物新的适应证或者功能主治，须进行严格的临床研究，应当提供充分的试验、文献资料，最后报药物主管部门批准。然而，现在个别药物在做广告时擅自更改、扩大适应证，对此，患者不要盲目听信宣传，而要以国家药物管理部门批准的药物说明书所列适应证为准。

患者应对症用药，按照适应证选用药，避免错服，切不可用于适应证外疾病的治疗！对于中成药来说，应弄清说明书中的功能与主治，避免误服药物。例如，有些患者认为通心络胶囊与益心舒胶囊都是常用治疗冠心病心绞痛的中成药，能相互替代使用。实际上，通心络胶囊与益心舒胶囊在功效主治上，有着一定的差别。通心络胶囊主要治疗中医辨证为瘀血闭阻心脉的冠心病患者，患者除胸痛明显，且舌质黯红或有瘀斑；而益心舒胶囊益心气养心阴、活血通脉，主要用于气阴两虚夹瘀的冠心病患者，如有口干舌红少苔等，若服用了通心络胶囊，则可导致口干明显。

14 药物的禁忌证有什么意义？

药物的禁忌证，与药物的适应证正相反，是不适合应用本药的疾病或症状。主要是指：使用该药物可产生严重过敏反应；某些人群由于特殊年龄、性别、生理状态、疾病状态、伴随治疗、合并用药、中医证候或体质等，应用该药物具有明显的危害性；或出现不可接受的严重不良反应。以上情况下，用药的危险性明确地超出其可能的治疗价值。

禁忌证有绝对禁忌证和相对禁忌证，前者是绝对不能用药的，后者用药应慎重，避免可能的毒副作用。

15 什么是药物的不良反应？如何看待药物的不良反应？

药物不良反应是指合格药物在正常用法用量下出现的与用药目的无关的或意外的有害反应。

“是药三分毒”，所有的药物都有好的作用和副作用，没有副作用的药物在现实中基本是不存在的。药物是经过国家药物监管部门严格把关才上市的，一般情况下，出现说明书中标明的“不良反应”的概率非常低，药物的不良反应不是每个用药者都一定会出现的，它是药物生产厂家为了用药安全（当然，也有为了避免不必要的纠纷这一原因存在），即使是万分之一，甚至十万分之一的副作用也要告知患者。而事实上我们对很多药的毒副作用还不清楚，反映在说明书上就是空白，注释都是“尚不明确”，这样的药用起来会很不放心，心里没底。药物真正的可怕不是现在已知的毒副作用，而是那些没被我们认识到的毒副作用。已知的我们可以防范，出现问题我们知道如何处理，对于未认识到的副作用，我们不知道它何时会发生，怎么样发生，后果是什么，可以说，某种药物的说明书中越是详细标明了不良反应，越是证明这种药物经过比较科学详尽的研究，相对与“尚不明确”者是安全的。用药时大可不必因有不良反应就惧怕副作用而不吃药，那样有可能会耽误病情。

因此，只要在医生或药师的指导下正确用药，就不必过分担心药物说明书上的不良反应。国家食品药物监督管理局发布的《药物不良反应信息通报》也指出：“被通报了不良反应的药物并不表明是不合格的药物，也不应与‘毒药’、‘假药’、‘劣药’、‘不能使用’相提并论。”

随着用药人数的增多、用药时间的延长，以前没有发现的不良反应就会显示出来。所以用药时出现药物说明书未介绍的不良反应时，要停止用药或到医院就诊。

16 药物的注意事项有哪些内容？

注意事项多半是警语，该项很重要，应当仔细阅读。它告诉你：哪些疾病需慎用、禁用、忌用；与哪些药物合理配伍可增强疗效，有可能要在配伍时减量服用；服用该药与已经在用的药物是否有冲突，以免降低药物的效果和可能导致药量过量及配伍禁忌，从而避免与哪些药物合用；可否突然停药；长期用药可能会产生哪些情况；使用后是否要定期复查；是否会加重某些疾病如糖尿病的病情；严重肝、肾病患者应注意的事项等；同时还有注明药物的服法的，如部分药物在饭前服用更好，而有的药应当在饭后服用更好。

由于孕妇、儿童、老年人的生理特性，而与成年人用药有差异；药物之间的相互作用已成为评价药物疗效和安全性的重要因素，因此，孕妇和哺乳期妇女用药、儿童用药、老年患者用药、药物相互作用、药物过量等，在目前的中药、天然药物等“处方药说明书内容书写要求”，被要求各自单独列出，已不在药物的注意事项中。

17 说明书中的“慎用”、“忌用”、“禁用”是什么含义？

(1)“慎用”是指该药可以谨慎使用，但必须密切观察患者用药情况，一旦出现不良反应立即停药。通常需要慎用的大多是指小儿，老人，孕妇以及心脏、肝脏、肾脏功能不好的患者。因为这些人体内药物代谢功能(包括解毒、排毒)较差，所以，机体对某些药物可能出现不良反应，故不要轻易使用。但慎用并不等于不能使用，当遇到慎用药物时，应当咨询医生后使用为好。

(2)“忌用”是指不适宜使用或应避免使用该药。提醒某些患者，服用此类药物可能会出现明显的不良反应和不良后果。如血管紧张素转换酶抑制剂，扩张肾出球小动脉，双侧肾动脉狭窄应忌用，否则会导致急性肾衰。但有的忌用药物如病情急需，可在医生指导下选择药理作用类同、不良反应较小的药物代替，如果非使用该药不可，应联合使用其他对抗其副作用的药物，减少不良反应，尽量做到安全。在家庭用药时，凡遇到忌用药物最好不用。

(3)“禁用”是指禁止使用。某些患者如使用该药会发生严重的不良反应或中毒。如心动过缓、心力衰竭的患者应禁用心得安；对某药过敏的患者就应禁用某药，否则将引起严重的过敏反应，甚至死亡。所以，凡属禁用的药物，绝不能抱侥幸心理贸然使用。

18 药物的用法用量有什么含义？

药物使用说明书中的用量准确地列出用药的剂量、计量方法、用药次数，并应特别注意用药剂量与制剂规格的关系。用量一般以片、丸、支，或克、毫克、微克、毫升等计量单位表达。说明书上的药物用量通常指成人剂量，儿童剂量则要根据年龄或体重计算。有些药物的剂量分为负荷量及维持量；或者用药时从小剂量开始逐渐增量，以便得到适合于患者的剂量；或者需要按一定的时间间隔用药，应详细说明。部分疗程用药或规定用药期限者，则必须注明疗程、期限和用法。

药物的用法具体可以包括以下几个方面：

给药途径：如口服、外用、肌内注射等。

给药方式：如开水冲服、开水泡服、含服等。

给药时间：如饭前、饭后、睡前等。

药引：如需要药引，应予以说明。

给药前的药物处理：需要根据临床实际详细描述，尤其不太常用的方法、注射液、外用药及其他特殊制剂，如临床应用前的稀释、配制、分剂量等步骤和方法应详细说明。

给药途径、给药方式和给药前的药物处理方法可在一起表述，如舌下含服。

有些药物，其用法需要由医护人员甚至需要专科医师才能实施的，应在说明书的该项中特别予以说明。

另外，同一药物不同的适应证、不同的年龄段其用法可能不完全一致。在用法项也需要注意分别说明。

19 为什么要按量服药？

有些人患病吃药时随随便便。有的认为多吃些药，病会好得快些，也有的认为多吃几次或少吃几次无所谓，其实这样做不但会影响药物的效果，而且还可能给人体带来损害。

药物的用量直接关系到血液中药物的浓度，而达到一定的浓度是药物发挥治疗作用的必要条件。剂量太小，达不到治疗目的；剂量太大，不一定能增加相应的药物疗效。相反，会加重药物的不良反应，甚至引起药物中毒，尤其是一些治疗剂量和中毒剂量较为接近的药物。

一般药物对药物用量都有明确要求，应严格遵守。有的从小剂量开始逐渐增量，有的需首次加倍，还有的则需按疗程用药。老人和儿童的用药剂量，有时按千克体重来计算。患者应严格按照说明书注明的方法用药。

所以用药一定要严格地遵照医嘱，要端正那种“多吃药，好得快”的不科学想法，克服盲目地过量用药；或根据自己的判断随便增减药量或者停药。

20 为什么要遵守用药时间?

吃药的时间很重要,直接关系到疗效。因为,药物进入人体后,经过一系列过程,逐渐被排出体外,如不及时补充,血中药物浓度降低,药物治疗作用将随之减弱;但如果缩短用药间隔时间频繁给药,就相当于增加了用药剂量,会加重药物不良反应,易造成药物中毒。每种药物的服药间隔时间是由药物学家根据实验测定出药物在人体内的代谢速率后规定的。1日2次,是指12小时1次;1日3次,则指的是每隔8小时一次服用。只有按时服药才能保证体内稳定的血药浓度(血液中药物的浓度),达到治疗的效果。如果把2次或3次服药时间都安排在白天会造成白天血药浓度过高,而夜晚又达不到治疗浓度,从而给人体带来危险。

而饭前饭后服用,也都是根据疾病、药效等情况而决定的,不可以自行调节。否则会出现副作用,引起呕吐、心慌等。所以一定要弄清各药服用的时间。

目前,有很多新的药物制剂,采用了缓释或控释的工艺,其药物释放速度和血液中的药物浓度都是经科学的方法精确设定的,一次用药后往往可以使药物的血药浓度维持12～24小时不等,一些长效制剂,维持时间可更长。例如降压药物硝苯地平缓释片,一日服药两次,应每隔12小时服一次药;硝苯地平控释片,作用时间达到24小时,每日只需服药1次。

另外,晚上临睡前不宜服用降压药,以防血压过低和心动过缓,致脑血栓形成。1日服2次的降压药物,可以分别选择早上7时和晚上7时,1日服1次的降压药,可选择早上7时。

由此可见,药物的用药间隔时间不是随便确定的,而是有一定的科学依据,并且每种药物各不相同。因此,患者服药一定要遵医嘱或按说明书按时服用。

21 饭前、饭后服药的时间是如何界定的？

“饭前服药”，是指此药需要空腹时服用。空腹指的是上顿饭吃完 2 小时以后，到吃下顿饭的 1 小时之前这段时间。如果你刚吃进一堆零食，此时哪怕是在“饭前”，可不等于“空腹”。宜饭前服用的药物对胃多无大的刺激性，饭前胃空，服后可使药物保持有效浓度，并能充分吸收，迅速发挥作用。

“饭后服药”则是指饱腹（饭后半小时）时服药，也就是肚子里要有食物时服用。大部分药物可在饭后 15～30 分钟服用，这时胃中有食物，可减轻药物对胃的刺激性。

22 药理毒理、药代动力学有什么含义？

前者包括临床药理、体外实验、动物实验、致癌性、毒性作用等；后者是研究药物在体内吸收、分布、代谢和排泄的变化规律，这部分内容专业性较强，是供医师药师用药参考用的，一般患者很难理解，可不必过多钻研。如对这方面内容有疑问，可以咨询专业人士。

23 如何掌握正确的服药方法？

不同药物可有不同的服用方法，药物的服用方法是一个和药物副作用同样需要关注的重要问题。如果方式、时间不正确，与饮食的搭配不合理，不仅不利于药效的发挥，还可能导致各种意想不到的危险。

(1)糖衣片、肠溶衣的药物，不应将药片研碎或咬碎后再服下，也不能用水化开再吃。

这是因为：①很多药物本身带有不良味道，也有些药物本身容易挥发、吸潮或见日光后变色，甚至失效或产生有毒物质，为了避免这些不利情况发生，若把药物包上糖衣，则有利于解决上述问题，便于服药和治疗。②当药物对胃部有较强的刺激性（可导致恶心、呕吐等），药物在食管、胃遇到胃酸容易破坏失效时，制成肠溶衣片，表面包裹着只能在人体肠道系统才能溶解材料的药，从而保护里面的药物经过食管、胃后到肠道时才溶化发生作用。

(2)胶囊和内装药粉是一个整体，不要将里面的粉末倒出来服用，而将外层的胶囊扔掉。这一层胶囊是为了保护里面的药粉经过食管、胃后到肠道时才溶化发生作用而配置的。如果没有外层胶囊的保护，药粉在食管或胃就溶化了，就达不到预期效果。

(3)严格按照说明书或者医嘱去做，该含服的含服，该嚼服的嚼服，千万不能觉得这是无关紧要的事情。

(4)有些药物属于塞剂，千万不可误食；其他如眼药水、耳滴剂、鼻喷剂、吸入剂、贴片等，各种剂型的使用方式都不同，因此使用前务必再次确认药物正确的使用方式，才能用得既安全又有效。

24 为什么要遵守医嘱用药？

药物外包装的标签或说明书上，多有遵医嘱或"请仔细阅读说明书并在医师指导下使用"的字样，顾名思义就是遵照医生的话去做。为什么要这样呢？这是因为：

(1)症状相同不一定病因相同，如同是头晕，可由高血压导致，也可能是降压过快过低导致，患者凭"经验"而用同样的药有可能产生相反的治疗效果。

(2)有的患者恨病吃药或畏惧药物的副作用，而随意加大或减少药物剂量，这与事无补反而有害，是非常错误的。剂量与疗效不一定成正比关系，且不少药物剂量增大，疗效不增加而毒性却明显增大。换句话说，不同剂量的药物产生的作用是不同的。一般地说，在一定范围内剂量愈大，药物在体内的浓度愈高，作用也就愈强，不良反应就愈多。

(3)同一药物，剂型不同，所用剂量不同。以口服片剂为例，就有普通片、缓释片、咀嚼片等。可为每日 3 次，或每日 1 次。

(4)同一药物治疗不同的疾病而剂量不同。例如阿司匹林，用于解热镇痛，一般 0.3～0.9 克/日；治疗风湿性关节炎，可用到 1.8～4 克/日；预防心肌梗死，0.05～0.1克/日；预防脑梗塞，0.15～0.3克/日。

(5)用药时间长短不同，疗效不同，不良反应也不同。另外，有些药物停止服用也必须遵医嘱，突然停药有可能出现反跳，甚至产生其他严重并发症。

(6)不同的人由于体质、病情不同，用药可能不同，剂量也可能不一样。身强力壮的人、体质较差者、妊娠期及哺乳期的妇女、老人、小儿，以及肝、肾功能不好的患者必须区别对待。

(7)药物之间可有相互作用，当一个患者同时服用几种需要通过同一途经代谢的药物时，会发生通道竞争，结果可能导致药物积蓄，毒副作用和药物间的相互作用随之增加。

这些问题，都需要了解病情、知道药物作用的专业人员即医师来解决，故用药一定要遵守医嘱。

25 医嘱与药物说明书出现矛盾，怎么办？

有的患者会在临床中遇到医生交待的服药方法、用药剂量或治疗的病症等，与药物的说明书不一致的情况，该怎么办？

因为每个人的身体状况与病情不同，说明书上的统一标准不见得适用于每个人。此外，大多数药物的说明书是按单独服用标明剂量的，但若与别的药物合用时，按原剂量还可能增加副作用；由于每个人的体质、病情以及对药物的敏感程度不同，用药的量也不可能相同，医生根据其具体情况或加大或减少用量，如抗生素类、降血糖类、降血压等药物就有一些特殊用法，需要遵医嘱服用。所以，两者有可能会出现不一致的现象，但一般出现的频率不高。但当医嘱与说明书出现不一致，怎么办呢？

按照我国的《处方管理办法》规定，医生在特殊情况下有超说明书规定使用药物的权力，但是这必须有充分的依据，并且医生要通过再次签名来表示对其负责。因此，当遇到医嘱与说明书不一致的情况时，一定将自己的疑虑向医生说明，与医生沟通后再决定。

26 多药同服时要注意什么?

冠心病等慢性病患者,可以是多病同存;也可能单用一种药物不能控制病情,而多药同服。两种或两种以上药物同时应用(含不同途径的用药)所产生的效应,包括药效增强或不良反应减轻,也可使药效减弱或出现不良反应,甚至中毒反应。药物之间的相互作用也是评价药物疗效和安全性的重要因素,为此,国家要求生产厂家在药物说明中尽量把"相互作用"注明。药物的代谢途径与药物间的相互作用密切相关,当一个患者同时服用几种需要通过同一途径代谢的药物时,会发生通道竞争,结果可能导致药物积蓄,毒副作用和药物间的相互作用随之增加。如果药物说明书里没有标明不能同时服用哪些药,应尽量按照医生或药师的指导服用,以免增加药毒性,产生不良的后果。

临床医师在开处方或药师在卖药的时候,部分医师或药师可能会忘记询问患者正在服用哪些药物。所以,当遇到数药同用的时候,一定要怀疑即将服用的几种药物有可能产生不良的相互作用,主动向医师或药师咨询,切记不可自行随意停药或换药。

多科就诊,几种药同时服用,也一定要主动向各科的医生说明正在服药的详细状况,避免意外情况发生。

27 为什么老年人服药时要时刻注意不良反应?

老年人的内脏结构和功能逐渐出现变性和衰退,机体的各种组织和器官的正常功能越来越差,抗病能力下降,发病和需要服药的机会增多。同时老年人体质与青壮年不同,药物在体内的吸收、转运、代谢、排泄受到影响,对药物的适应能力自然也已每况愈下,据统计,老年人对各种药物的不良反应一般要比青壮年高 2~3 倍,服药必须特别慎重。不少老年人常同时患有多系统疾病,发病多,症状必然也多,平时服药种类常较一般人又多又复杂,应用不当常引起药物的不良反应,甚至出现中毒现象。因此,老年人在用药过程中,特别是长期服用某一种药物,要注意观察是否出现了与原来疾病关系不大的症状。一旦出现，就应该先考虑可能是药物引起的反应，要及时报告医生，必要时停药或换药。另外，对所服用的药物，要注意了解其性能、有什么副作用和毒性，以便在服药过程中观察其反应是否出现。有些药物在使用过程中，还要请医生定期做血液、尿液方面的化验检查，以便及时发现药物对人体的影响。

28 如何避免老年人忘服或重复服用药物？

很多老人同时患有多种疾病，例如冠心病合并有高血压病、糖尿病等，因此，每天都要吃很多种药。但由于上了年纪，记性不好，尤其是近期记忆力下降突出，往往吃了上顿忘了下顿，或者吃了这种药忘了那种药，或是吃完药又忘了而重复用药。

为了避免重复服药或者忘记服药，建议患者与家属：

(1)在床头柜或家庭药箱边，放置一个记事本。在记事本上以时间顺序、早中晚饭前或饭后、睡眠前等，详细列出患者24小时内所需服用的药物。

(2)用医院摆药的小药盒，每次服药准备1个小药盒，1天服药几次，就用几个小药盒。在每一个药盒上，写上服药的时间(早饭前或早饭后等等)、药名药量，每天晚上临睡前，将所服的药物按量摆在小药盒中，然后，将服药最早的药盒放在自制小药柜的最上方，以时间顺序排列好。每吃一次药，就把服完药的小药盒拿出放在一边，这样，吃没吃药、吃过几次就一目了然了。晚上临睡前再重复摆上药物。

需要提醒的是，有的老年人常常拿出药瓶就把药盒和说明书丢了，时间长了，没吃完的药也不知道过没过期，或者想要再次服用曾经吃的药时，却因想不起药名而无法购买。因此，不要忘记保存有用药记录的病历，或药物的外包装。

29 漏服药物怎么办？

现在，很多老年人常常多种疾病缠身，需要服用多种药物，漏服药的情况时有发生。漏服一次，某些情况下有可能影响不大，但有时则可能会影响疗效，导致疾病复发或加重。那么，发现漏服药物后，是应该立即补服，还是在下次服药时服双倍量呢？

实际上，对于大多数药物而言，发生漏服药物后，如果不是接近下一次服药时间，都可以马上按量补服药物，如果已接近下一次服药时间，就不必补服，只能少服一次，接着按原来方案服药。不要在下一次服药时加倍服药，以免造成严重后果。特别是那些安全剂量范围窄、毒副作用大的药物，可导致严重中毒；此外，还有些药物，加倍服用后药效也会成倍增加，药效过强会引发严重后果。例如降压药物和降糖药物，就会导致危险的低血压或低血糖。而对于1日1次的口服药物，如果早上忘记服药，在一天中的任何时间补服都可以。

30 服药时有哪些注意事项？

(1)服药前洗净双手，准备好温开水，将药物放入口内，然后含水送下。注意不要干吞药片、药丸，因为药物的有效成分必须溶解于水中才能被肠壁吸收入血液，循环全身而发挥疗效。如果干吞药片，则不易被吸收；另外，也有药物留滞于咽喉、食管或刮破食管的可能。

(2)不能用其他饮料代替开水服药，如茶水、汽水、果汁、啤酒、可口可乐等。因上述饮料的理化性质对药物的有效成分可能起着破坏或干扰作用。

(3)一般应站立位服药，卧床患者不能站立时也应将上身直立，便于吞咽药物。站立位(或上身直立)服药，因食管呈垂直状态，利于药物迅速进入胃内发生作用。如果卧位服药，则药物在食管内滞留时间较长，甚至可达1～3分钟，不仅碍于迅速发挥药效；而且卧位服药，也可能引起药物呛入气管，导致意外情况发生。

31 服药期间为什么要重视饮食宜忌？

不是只有中药才讲究饮食禁忌，西药也是一样。服药期间不合理的饮食会降低药效，严重的还可能危及生命。如降血压药、抗心绞痛药，服用期间忌喝西柚汁、忌吃含盐高的食品。因为西柚汁中的柚皮素可以影响肝脏中某些酶的作用，而这种酶恰与降血压和抗心绞痛药物的代谢有关。而食盐则会引起血压升高，降低降压药的疗效，同时加重心绞痛的程度。

用药期间忌饮酒：因为酒精进入人体后需要被氧化成乙醛，再进一步氧化成乙酸代谢掉。而有些药物会妨碍乙醛氧化成乙酸，导致体内乙醛蓄积，加重头痛症状。同时，酒精还易让人昏昏欲睡，会与这类药物中大都含有的巴比妥成分的药效重叠。酒精及含酒精饮料能增加阿司匹林、安定、扑尔敏、消炎痛、布洛芬等的毒副作用。

32 中成药也有副作用吗？

中成药的使用，在我国已有几千年历史，由于其疗效确切，使用方便，深得广大患者欢迎。有不少人受“中成药无副作用，比西药安全，有病治病，无病健身”这种错误观点的影响，不适当地应用和滥用中成药，以致达不到应有的疗效，不仅造成中成药大量浪费，而且严重影响了中成药的声誉。

其实，中成药同样也有不同程度的毒副作用，使用不当，同样会发生不良后果。特别是一些中成药服用时间过长，服用剂量过大，副作用就更明显。这是因为：

(1)有些药本身有毒，如植物类的生半夏、生南星、巴豆，动物类的蟾蜍、斑蝥，矿物类的砒霜、水银等，其毒性大小取决于用量。

(2)一种中成药含许多种中草药成分，而每种中草药又含许多种化学物质，每一种都可能会有毒副作用。

(3)中药是由许多种还没有十分明确的药物成分组成，各种成分的毒副作用不可预知。

(4)我国有部分药厂的中药制剂的生产工艺技术落后，不能有效地去除中药中间的杂质，生产过程还有可能增加一些杂质。

(5)药的质量和用药方法问题。中药质量受产地、生长环境、采药时间、炮制加工的影响很大，而现行的质量标准尚不能有效地进行统一。再者从用量来看，西药多经过科学研究，其有效量、最大耐受量、最小致死量、安全范围等参数都比较清楚，而中药却受到“有病治病，无病强身”的误导，长期服药、超剂量服药较为普遍。中医讲究用药因人而异，“整体调理、辨证施治”，剂量临证掌握，这就给中药用法用量的规范化带来了很大困难。此外，中药的配伍禁忌、饮食禁忌也同样是出现不良反应的原因。

因此，患者服用广告宣传的各类中成药应取慎重态度，不能自作主张，自行服用。

第二章

冠心病简介

33 什么是冠心病?

冠心病是冠状动脉性心脏病的简称,是指因冠状动脉血流减少而导致心肌缺血、缺氧,甚至坏死而引起的心脏病,亦称缺血性心脏病。

导致冠状动脉血流减少最常见的原因是冠状动脉的粥样硬化使血管管腔狭窄或阻塞,也可由冠状动脉功能性改变(冠状动脉痉挛)引起。前者引起的疾病,称为冠状动脉粥样硬化性心脏病。

许多冠心病的诊断是建立在临床表现的基础之上,即医师只根据患者临床表现、心电图表现,凭"经验性"推出"冠心病"的诊断。严格意义上,只有经过冠状动脉造影(CAG)、冠状动脉 CT、心肌核素扫描或既往或现在确诊心肌梗死的患者,才能真正称为"冠心病"。

34 冠心病有哪些类型?

以前冠心病的分型基于临床表现分为无症状性心肌缺血、心绞痛、心肌梗死、缺血性心肌病和猝死 5 型。近年临床趋于基于生理病理机制将本病分为急性冠状动脉综合征和慢性冠状动脉病两大类。

急性冠状动脉综合征包括不稳定性心绞痛、非 ST 段抬高性心肌梗死和 ST 段抬高性心肌梗死、冠心病猝死。

慢性冠状动脉病包括稳定性心绞痛、冠状动脉正常的心绞痛、无症状性心肌缺血和缺血性心力衰竭(缺血性心肌病)。

由于急性冠状动脉综合征需要急诊入院治疗,故冠心病居家用药主要针对慢性冠状动脉病。

35 什么是心绞痛?

心绞痛是由于暂时性心肌缺血引起的以胸痛为主要特征的临床综合征,是冠状动脉粥样硬化性心脏病的最常见表现。通常见于冠状动脉至少一支主要分支管腔直径狭窄在50%以上的患者,当体力或精神应激时,冠状动脉血流不能满足心肌代谢的需要,导致心肌缺血,而引起心绞痛发作,休息或含服硝酸甘油可缓解。

36 什么是稳定性心绞痛?

稳定性心绞痛,亦称稳定型劳力性心绞痛,是在冠状动脉固定性严重狭窄的基础上,由于心肌负荷的增加引起心肌急剧的、暂时的缺血与缺氧的临床综合征。其特点为阵发性的前胸压榨性疼痛或憋闷感觉,主要位于胸骨后部,可放射至心前区和左上肢内侧,常发生于劳力负荷增加时,持续数分钟,休息或用硝酸酯制剂后可缓解或消失。

慢性稳定性心绞痛是指心绞痛发作的程度、频度、性质及诱发因素在数周(2个月)内无显著变化。

37 冠心病心绞痛的临床表现有哪些?

冠心病心绞痛以发作性胸痛为主要临床表现,疼痛的特点为:

(1)部位:疼痛部位主要在胸骨体中段或上段之后,可波及心前区,有手掌大小范围,甚至横贯前胸,界限不很清楚。常放射至左肩、左臂内侧达无名指和小指,或至后背部、颈部、咽部或下颌部。

(2)性质:冠心病心绞痛的胸痛常为压迫性(压榨性)或紧缩性,也可有烧灼感，也可像针刺样或刀扎样锐性痛，偶伴濒死的恐惧感。有些患者仅自觉胸闷不适，不认为有疼痛发作。心绞痛发作时，患者往往被迫停止正在进行的活动，直至症状缓解。

(3)诱因：心绞痛发作常由体力劳动或情绪激动(如愤怒、焦急、兴奋等)所诱发，寒冷、饱食、吸烟、心动过速、休克等亦可诱发。疼痛多发生于劳力或激动的当时，而不是在一天劳累之后。

典型的心绞痛常在相似的条件下重复发生，但有时同样的劳力只在早晨而不在下午引起心绞痛，提示与晨间交感神经兴奋性增高等昼夜节律变化有关。

(4)持续时间：疼痛出现后常逐步加重，一般在3～5分钟内逐渐消失，可数天或数周发作一次，亦可一日内发作多次。

(5)缓解方式：一般在停止原来诱发症状的活动后即可缓解；舌下含用硝酸甘油也能在几分钟内使之缓解。

(6)体征：冠心病平时一般无异常体征。心绞痛发作时常见心率增快、血压升高、表情焦虑、皮肤汗出湿冷，有时出现第三或第四心音奔马律。也可有心尖部收缩期杂音。

38 遇到“心绞痛”要注意什么?

临床遇到有“心绞痛”的患者，要注意：

(1)心绞痛的病因以冠状动脉粥样硬化为最常见，但冠状动脉“正常”者也可由于冠状动脉痉挛或内皮功能障碍等原因发生心绞痛。

(2)心绞痛也可发生在瓣膜病(尤其主动脉瓣病变)、肥厚型心肌病和未控制的高血压以及甲状腺功能亢进、严重贫血的患者。

(3)某些非心脏性疾病如食管、胸壁或肺部疾病也可引起类似心绞痛的症状，临床上需加以鉴别。如患者出现“心绞痛”症状，首先考虑并排除冠心病心绞痛，其次再考虑非心脏性疾病。

(4)要重视心绞痛的“不典型”临床表现，如患者运动时出现的气促或头晕，这可能是心肌缺血的表现，并且往往提示冠状动脉病变十分严重。

(5)没有心绞痛并不等于除外冠心病，有些冠心病患者可以没有心绞痛，甚至一些病变十分严重的冠心病患者也可以没有心绞痛。

(6)中青年女性常出现类似“心脏病”症状，如胸闷、胸痛、心悸、气短和轻度心电图 ST-T 改变等。临床实践证明，这部分女性若无危险因素，发生冠心病的可能性很低，花很大成本做有创的冠状动脉造影或冠状动脉 CT 检查，不但浪费卫生资源，还可明显增加年轻女性发生癌症的风险。对这部分女性应注意避免过度检查和治疗。

39 冠心病与哪些危险因素有关？

冠心病是一个具有多种致病因素的慢性病，由于每一种致病因素都不具有特异性，即它们的存在和冠心病的发生之间不具有必然性，但它们单独或合并存在时能明确地增加人们发生冠心病的危险，因此，将这些因素统称为冠心病的危险因素。冠心病的危险因素很多，与冠心病的关系已比较明确的有高胆固醇血症、高血压、吸烟、糖尿病、年龄、性别、生活习惯、家族史、肥胖等。

(1)高胆固醇血症：脂质代谢紊乱是冠心病最重要的预测因素。低密度脂蛋白胆固醇(LDL-C)为粥样斑块中胆固醇的主要来源，其水平每升高 1%，患冠心病的危险性增加 2%～3%；高密度脂蛋白胆同醇(HDL-C)与冠心病的发生呈负相关，当血清总胆固醇(TC)/HDL-C 的比值大于 4.4 时，冠心病发病的危险性明显升高。

(2)高血压：高血压与冠状动脉粥样硬化的形成和发展关系密切。无论是收缩压还是舒张压增高，发生冠心病的危险性都随之增高。血压愈高，动脉粥样硬化程度愈严重，发生冠心病或心肌梗死的可能性也愈高。开始患高血压的年龄越早，以后患冠心病的危险性越大。

(3)吸烟：吸烟是冠心病的重要危险因素，大量流行病学调查和前瞻性临床研究结果证实，吸烟与心血管疾病有因果关系。如果吸烟和其他危险因素同时存在，还有明显的协同危害作用。例如，每日吸 1 包香烟的高血压患者停止吸烟后，发生心血管病的危险性降低 35%～40%。吸烟是年轻人发生心肌梗死的最重要危险因素，与老年人相比，年轻吸烟者心肌梗死危险可进一步增加 4 倍。

(4)肥胖:肥胖与除了吸烟外所有冠心病易患因素都有关系,是冠心病的重要危险因素,可增加冠心病死亡率。

(5)糖尿病:冠心病是未成年糖尿病患者首要的死因,冠心病占糖尿病患者所有死亡原因和住院率的近80%。由于糖尿病与心血管病的关系密切,近年来有些学者将糖尿病视为心血管病(特别是冠心病)的"等位症"。现在医学界已达成共识:有其他心血管病危险因素的患者,一旦同时有糖尿病则其他危险因素的控制标准就应更严格。

(6)生活方式:久坐、不爱运动的人冠心病的发生和死亡危险性也较正常人高。

(7)年龄:年龄因素也是较为明显的冠心病的危险因素,年龄越大患冠心病的可能性越大;另外,年龄因素也是各种危险因素引起冠心病死亡的最重要的因素,高龄心肌梗死患者急性期死亡率显著升高。因此,对老年人群更应积极控制其他危险因素。

(8)性别:性别是最为明显的冠心病的危险因素之一。冠心病的发病率男性是女性的数倍,这可能主要是由于性激素的原因。绝经期前的女性冠心病的发病率明显低于男性,绝经期后骤然升高,到了老年,男女冠心病的发病率就相近了。

另外,家族遗传、环境因素等也与冠心病密切相关。

40 常见冠心病的发病诱因有哪些?

受寒、情绪激动、饱食、劳累、排便困难等是冠心病的常见发病诱因。

41 冠心病患者一般需要做哪些检查?

(1)心电图:心电图是发现心肌缺血,诊断心绞痛最常用的检查方法。

冠心病患者未发作心绞痛,静心状态下心电图约半数在正常范围,也可能有陈旧性心肌梗死的改变或非特异性ST段和T波异常,有时可见房室或束支传导阻滞或室性、房性期前收缩等心律失常表现。

心绞痛发作时，绝大多数患者心电图可出现暂时性心肌缺血引起的 ST 段移位。常见反映心内膜下心肌缺血的 ST 段压低(≥0.1mV)，发作缓解后恢复。有时出现 T 波倒置。在平时有 T 波持续倒置的患者，发作时可变为直立("假性正常化")。T 波改变虽然对反映心肌缺血的特异性不如 ST 段，但如与平时心电图比较有明显差别，也有助于诊断。

(2)心电图负荷试验：最常用的是运动负荷试验。运动可增加心脏负荷以激发心肌缺血。运动方式主要为分级活动平板或踏车。本试验有一定比例的假阳性和假阴性，单纯运动心电图阳性或阴性结果不能作为诊断或排除冠心病的依据。

(3)动态心电图监测(Holter)：胸痛发作时相应时间的缺血性 ST-T 改变有助于心绞痛的诊断。

(4)放射性核素检查：可发现冠状动脉供血不足时，心肌缺血区灌注缺损。放射性核素心腔造影可测定左心室射血分数及显示心肌缺血区室壁局部运动障碍。

(5)冠状动脉 CT：是筛查冠心病的手段之一。冠状动脉 CT 能够胜任冠心病一般的筛查工作，冠状动脉 CT 正常者没有必要做冠状动脉造影，欧洲心脏病学指南已经得到肯定。

(6)冠状动脉造影：被称为确诊冠心病的"金标准"。可评价冠状动脉狭窄的程度，确诊冠心病，及时 PTCA 或植入支架。

(7)其他检查：超声心动图可探测到缺血区心室壁的运动异常；心肌超声造影可了解心肌血流灌注。

42 什么是冠心病的一级预防？如何预防？

冠心病的一级预防，是指在疾病尚未发生或疾病处于亚临床阶段时采取预防措施，控制或减少心血管疾病危险因素，预防动脉粥样硬化和冠心病的发生。

如前 39 问答，冠心病公认的传统危险因素包括：年龄、性别、种族、家族史、高胆固醇血症、吸烟、糖尿病、高血压、肥胖、缺乏运动、不良饮食习惯、精神紧张。除年龄、性别、家族史和种族不可改变外，其他 8 种传统危险因素均是可以改变的，换言之，冠心病是可以预防的。

(1)生活方式干预

不健康的生活方式包括膳食不平衡(饮食缺少蔬菜水果、肉类和油脂量过高、食盐摄入过多、大量饮酒)、缺乏运动、吸烟和精神紧张，不仅是超重及肥胖、高血压、糖尿病、高胆固醇血症等慢性病的重要危险因素，还可以直接导致血管内皮功能损伤、炎症和氧化应激加强、促进血栓形成等。因此，生活方式干预是一级预防中所有预防措施的基石。

①平衡膳食：多项研究证实，饮食中降低食盐摄入，减少饱和脂肪，增加蔬菜水果、海鱼和谷类纤维素摄入，可显著降低已知心血管危险因素的发病率。目前所有心血管疾病预防和治疗指南均建议合理饮食的目标是：

低盐(＜6 克/天)、水果和蔬菜(每天摄入蔬菜 300～500 克，水果 200～400 克，谷类 250～400 克)、低脂(饱和脂肪的摄入量低于总热量的 7%，胆固醇摄入＜300 毫克/天，即一天一个鸡蛋黄，食用油＜25 克)。每日饮水量至少 1200 毫升。

不建议任何人出于预防心脏病的考虑开始饮酒或频繁饮酒。建议成年男性饮用酒精量≤25 克/天(相当于啤酒 750 毫升，或葡萄酒 250 毫升，或高度白酒 50 克，或 38 度白酒 75 克)。成年女性饮用酒精量≤15 克/天(相当于啤酒 450 毫升，或葡萄酒 150 毫升，或 38 度白酒 50 克)。孕妇儿童和青少年禁忌饮酒。

②戒烟：吸烟是心血管疾病的重要致病因素，原则上也是惟一能够完全控制的致病因素。戒烟治疗所花费用远远低于药物治疗的费用，或者不花费用，因此戒烟是避免心血管病死亡最经济、最有效的干预措施。

③规律运动：体育锻炼的保护作用主要通过降低血压、控制血糖和体重以及改善心血管功能实现。有资料显示，运动锻炼能减轻患者症状、改善运动耐量，减轻同位素显像的缺血程度及动态心电图上的 ST 段压低。

推荐：

每周至少 5 天、每天进行 30 分钟以上中等强度的有氧运动(包括快步走、慢跑、游泳、爬山、各种球类运动等)。

④控制体重：控制肥胖症是减少慢性病发病率和病死率的一个关键

因素。控制肥胖的源头是改变不健康的生活方式。

⑤心理平衡:流行病学研究表明,情绪应激与冠状动脉病变的发生、发展以及心血管事件密切相关。心血管疾病的一级预防中应重视心理问题的干预。

(2)血脂异常干预

①一般人群健康体检应包括血脂检测。40 岁以下血脂正常人群,每 2～5 年检测 1 次血脂;40 岁以上人群至少每年进行 1 次血脂检测。心血管病高危人群每 6 个月检测 1 次血脂。

②所有血脂异常患者首先进行强化生活方式干预。

③低密度脂蛋白胆固醇(LDL-C)是调脂治疗的首要目标,首选他汀类药物。在 LDL-C 达标时,非 LDL-C 达标是调脂治疗的次级目标(即 LDL-C 的目标值加 0.78mmol/L)。

当 TG≥5.65mmol/L 时,应首先积极降低 TG,使 TG<1.70mmol/L,首选贝特类药物。

开始药物治疗前及治疗后 4～8 周复查血脂和肝功能、肌酸激酶。如血脂达标且肝功能、肌酸激酶正常,以后每 6～12 个月复查 1 次上述指标。如肝脏转氨酶≥正常值 3 倍或肌酸激酶≥正常值 10 倍,停用调脂药物,并监测相关指标至正常。

(3)血糖监测与控制。

(4)血压监测与控制。

(5)动脑粥样硬化性血栓事件的一级预防

一般认为下述人群可用阿司匹林 75～100mg/d 作为心血管疾病的一级预防措施:

①糖尿病患者 40 岁以上,或 30 岁以上伴有 1 项其他心血管病危险因素,如早发心血管病家族史(一级亲属发病年龄<50 岁)、高血压、吸烟、血脂异常或白蛋白尿。

②高血压且血压控制到 150/90mmHg 以下,同时有下列情况之一者:a. 年龄>50 岁;b. 有靶器官损害;c. 糖尿病。

③未来 10 年心脑血管事件危险>10%的中、高危患者。

10 年冠心病发病风险率是根据流行病学资料总结出的公式推算,国内多根据性别、年龄、血压、血糖、血脂、吸烟、超重与肥胖等因素的公式,在表格中查到相应的积分并算出总积分，若女性≥9 分、男性≥10 分，则 10 年冠心病风险就≥10%。

④合并下述 3 项及以上危险因素的患者：a. 血脂异常；b. 吸烟；c. 肥胖；d. 年龄>50 岁；e. 早发心血管病家族史。

但是：

①所有患者使用阿司匹林前均应仔细权衡获益-出血风险比。

②不推荐 55 岁以下妇女常规用阿司匹林预防卒中或 45 岁以下男性常规用阿司匹林预防心肌梗死。30 岁以下人群缺乏用阿司匹林进行一级预防的证据。

③80 岁以上老人获益增加，但胃肠道出血风险也明显增高，应仔细权衡获益-风险比，并与患者充分沟通后决定是否使用阿司匹林。

43 什么是冠心病的二级预防？如何预防？

已经诊断有冠心病和心肌梗死病史的患者、冠心病的高危人群，在一级预防的基础上，对多种危险因素有效控制并采取部分治疗，以进一步阻滞动脉粥样硬化的发展，预防和减少再次梗死和其他心血管事件的发生，称为冠心病的二级预防。

冠心病二级预防的主要措施是优化药物治疗和改变生活方式，常以 A、B、C、D、E 归纳为 5 个方面：

A. Aspirin：阿司匹林，抗血小板聚集（或氯吡格雷、噻氯匹定）

冠心病二级预防建议所有无禁忌证的急性和慢性缺血性心脏病患者，不论其有无明显症状应常规用阿司匹林。不能耐受阿司匹林者，服用氯吡格雷 75mg/d

Anti-anginaltherapy：抗心绞痛治疗：硝酸酯类制剂

ACEI：血管紧张素转换酶抑制剂

B. Beta-blocker：β 受体阻滞剂，预防心律失常，减轻心脏负荷

Blood pressure control：控制血压水平

C. Cholesterol lowing：控制血脂水平

Cigarette squiting：戒烟

D. Diet control：控制饮食

Diabetes treatment 糖尿病治疗

E. Education：普及冠心病教育

Exercise：运动锻炼

44 药物治疗冠心病的目的是什么？

冠心病有治疗性生活方式改善、药物治疗、介入治疗、搭桥手术治疗等，其中治疗性生活方式改善是所有治疗的基础，而药物治疗是冠心病治疗的支柱，用药的目的是：通过用药改善心肌缺血，增加血氧供应，减低心肌耗氧量，缓解冠心病症状；治疗相关危险因素；改善血管内皮功能，延缓病变进展，减轻或消除冠状动脉的结构和功能性狭窄或阻塞，保护心肌功能，以预防心肌梗死和猝死；改善冠心病的预后，提高患者的生活质量、延长寿命。

45 治疗冠心病常用的口服药物有哪些？

治疗冠心病的口服药物主要有以下 8 类：

①抗血小板聚集、抗凝药物：如阿司匹林、氯吡格雷、华法林等。

②硝酸酯类制剂：如硝酸甘油、硝酸异山梨酯（消心痛）等。

③肾上腺素能 β 受体阻滞剂（β 阻滞剂）：如美托洛尔、阿替洛尔等。

④钙通道阻滞剂如维拉帕米、硝苯地平等。

⑤调整血脂药物如烟酸、普伐他汀等。

⑥血管紧张素转换酶抑制剂与血管紧张素Ⅱ受体拮抗剂：如依那普利（依那宁、依苏）、贝那普利（洛汀新）、福辛普利（蒙诺）等。

⑦其他心脏病用药：如代谢性药物曲美他嗪、钾通道开放剂尼可地尔等。

⑧中医中药：常用如速效救心丸、冠心苏合香丸、丹参滴丸、麝香保心丸等。

2002 年美国心脏病学会和美国心脏学会（ACC/AHA）、2006 年欧洲和 2007 年中国心绞痛防治指南均明确指出，心绞痛的治疗目标为：①预防心肌梗死和死亡，改善预后；②减轻症状和缺血发作，改善生活质量。

根据治疗目标，心绞痛治疗药物分为：

(1)改善症状药物：如硝酸酯、钙拮抗剂、β受体阻滞剂。

(2)改善预后药物：如阿司匹林、他汀类调脂药、血管紧张素转换酶抑制剂(ACEI)、β受体阻滞剂等。

有人认为代谢性药物曲美他嗪、钾通道开放剂尼可地尔等是适用于各类型心绞痛，既能有效控制症状又能改善预后的药物。

第三章

抗血小板聚集药物

46 抗血小板聚集药有什么作用?

血栓性疾病(心梗、脑梗等)是人类健康的主要威胁,动脉粥样硬化血栓病是世界上首位死亡原因。日益增多的证据表明,血小板在动脉硬化的发病、血栓形成(尤其是动脉血栓)过程中起重要作用。抗血小板聚集是通过药物抑制血小板活化,从而阻止血小板黏附、聚集和释放而起到预防血栓的形成,有助于防止动脉粥样硬化和心肌梗死、脑卒中、外周动脉疾病等血管闭塞事件的发生。达到"无血栓、无事件"的目的。

47 抗血小板聚集药物有哪几类?用于冠心病的有哪些药?

根据药物的作用部位、途径,可将抗血小板聚集剂分为4类:

(1)环氧化酶抑制剂(血栓素 A_2 抑制剂、水杨酸类):常用的药物是阿司匹林片。

(2)磷酸二酯酶抑制剂:如西洛他唑(培达)、双嘧达莫(潘生丁)等。

西洛他唑(培达)抑制血小板及血管平滑肌磷酸二脂酶(AC)活性,增高血小板及平滑肌内CAMP浓度,比阿司匹林、噻氯匹啶更强力抑制血小板,并对血小板聚集块有解离作用;可以降低甘油三酯和升高HDL,具有抗动脉粥样硬化作用。服药后6小时起效,停药48小时后血小板功能可以恢复正常。可以预防冠脉成形术后再狭窄,可以预防颅内动脉狭窄的进展，是周围血管病首选的药物。临床主要用于治疗慢性动脉闭塞性溃疡、疼痛及冷感等局部性疾病，用于间歇跛行患者（无心功能不全），可以改善症状，提高行走距离。

口服常规剂量双嘧达莫（潘生丁）能增加稳定性心绞痛患者运动诱导的心肌梗死发生率。因此，目前局限于有卒中病史且无冠心病的患者使用，不推荐冠心病患者单独使用潘生丁。

（3）ADP-受体拮抗剂（噻吩吡啶类）：如氯吡格雷（波立维、泰嘉）、噻氯匹定（抵克力得、力抗栓、齐洛）等。

噻氯匹定和氯吡格雷均可抑制 ADP 介导的血小板聚集并能延长出血时间。尽管研究证实了两药抗血小板聚集作用的效果和心脏事件发生率相似，但噻氯匹定起效慢，胃肠道、骨髓毒性（中性粒细胞和血小板减少）等副作用大，患者的耐受性差，目前已被氯吡格雷取代，国际上已基本不使用该药。

（4）血小板糖蛋白Ⅱb/Ⅲa 拮抗剂（GP Ⅱb/Ⅲa 受体拮抗剂）如单克隆抗体阿昔单抗（Abciximab），中文别名“抗血小板凝聚单克隆抗体”，肽类抑制剂埃替非巴肽（Eptifibatide）以及非肽类抑制剂替罗非班（Tirofiban）等。此类药物多系注射用，不适宜居家用药。

故居家常用于冠心病的抗血小板聚集药物主要是阿司匹林和氯吡格雷两种。

48 阿司匹林有哪些作用？为什么可用于冠心病防治？

阿司匹林（Aspirin，ASA）别名乙酰水杨酸，最早是由德国拜尔公司发明并于 1899 年正式应用于临床，问世至今已有过百年的历史了。至今仍是世界上应用最广泛的解热、镇痛和抗炎药，通常主要用于治疗头痛、感冒发热、肌肉痛、神经痛、风湿热以及类风湿性关节炎等疾病。

近年来，从长期的研究和实践中得知，小剂量阿司匹林可以抑制血液中的血小板聚集，使出血时间延长，从而有效防止血液凝固、血栓形成，预防和减缓动脉粥样硬化的发生和发展进程的作用。其机制是使血小板的环氧化酶（前列腺素合成酶）乙酰化，从而减少血栓素 A_2（TXA_2）的生成，

对 TXA_2 诱导的血小板聚集产生不可逆的抑制作用，并可抑制低浓度胶原、凝血酶、抗原-抗体复合物、某些病毒和细菌所致的血小板聚集和释放反应及自发性聚集。鉴于阿司匹林的这种作用，用它来防止心肌梗死的效果日益受到重视，其疗效已得到国际各中心大量临床肯定。

49 阿司匹林有哪些剂型？用于冠心病患者的剂型有哪些？

阿司匹林有普通阿司匹林片、阿司匹林肠溶片、阿司匹林肠溶胶囊、阿司匹林肠溶微粒、阿司匹林泡腾片、阿司匹林栓剂、阿司匹林散剂等剂型。

剂量不同，阿司匹林的作用也会有不同：小剂量阿司匹林（75～300毫克/日）具有抗血小板聚集作用，可用于防止冠脉和脑血管血栓性病变（例如心肌梗死和缺血性脑中风）以及其他术后（冠脉及外周血管介入治疗、心律失常射频消融等）的血栓形成；中等剂量阿司匹林（500 毫克/天～3 克/天）具有解热镇痛作用，常用于治疗感冒引起的发热、头痛、牙痛、神经痛、肌肉痛、月经痛；大剂量阿司匹林（超过 4 克/天）具有消炎及抗风湿作用，则用于治疗急性风湿热、风湿性关节炎和类风湿性关节炎。

普通阿司匹林片、阿司匹林泡腾片、阿司匹林栓剂、阿司匹林散剂等的剂量较大，多每片 0.5 克，是用于发热退烧及缓解疼痛的。

用于冠心病的阿司匹林剂型有阿司匹林肠溶片、阿司匹林肠溶胶囊、阿司匹林肠溶微粒等，其规格有每片（粒）25 毫克、50 毫克、75 毫克、100毫克、300 毫克等。

50 冠心病治疗中“规范应用阿司匹林”的含义是什么？

在冠心病的治疗中，许多专家提出要“规范应用阿司匹林”，其含义包括：在所有有适应证的人群中积极应用阿司匹林，采用临床证实的最佳剂量与剂型，以及坚持长期应用等内容。即规范使用阿司匹林包含有4 点内容：有适应证的人群、服用的药物剂量、用的剂型、药物的服用时间。

51 什么样的人群需要服用阿司匹林?

对于下述没有阿司匹林禁忌证的人群,可给予阿司匹林。

(1)有 10 年心血管事件危险≥10%的健康人群。

阿司匹林是目前惟一有证据证实能降低心脑血管病发生率和死亡率的一级预防药物。因此,阿司匹林可用于有冠心病危险因素的高危人群(参见前述 42 问答)。

(2)存在心血管疾病患者。

阿司匹林有防止血栓形成的作用,可用于降低稳定性和不稳定性心绞痛患者的发病风险;动脉外科手术或介入手术后,如经皮冠状动脉腔内成形术(PTCA)、冠状动脉旁路移植术(CABG)、颈动脉内膜剥离术、动静脉分流术等患者。

52 服用阿司匹林最合适的剂量是多少?

阿司匹林持久性灭活 COX-1 活性,抑制血小板功能,无剂量相关作用,极低浓度即可迅速达到抑制作用。研究显示,阿司匹林在 100mg 时抑制血小板聚集的作用最明显,随着剂量增加,血小板聚集并无明显减少,而不良反应却不断增多。

(1)用于冠心病的一级预防,推荐剂量为 100 毫克/天(75～100 毫克/天)。

(2)稳定性或不稳定性心绞痛时,每日阿司匹林的剂量为 75～300 毫克,建议每日阿司匹林的剂量为 100 毫克。

(3)怀疑为心肌梗死的胸痛患者,除非有禁忌证,应该给予阿司匹林负荷剂量 150～300 毫克嚼服,因为非肠溶制剂较肠溶制剂经口腔黏膜吸收更快(嚼服时抗血小板效应 30 分钟内达高峰);心肌梗死患者无论是否接受纤溶治疗,初诊时阿司匹林 150～300 毫克嚼服。可起到挽救和减少心肌细胞坏死作用。随后长期治疗,每天 75～150 毫克。

(4)动脉血管手术后(动脉外科手术或介入手术后,如主动脉冠状动脉搭桥术,PTCA),每日阿司匹林的剂量为100～300毫克,建议每日剂量为100毫克。

(5)服用阿司匹林后出血或有出血危险因素的患者,推荐使用小剂量阿司匹林(≤100毫克/天)。

53 服用阿司匹林最佳的剂型是什么?

最佳剂型是肠溶型阿司匹林。此剂型的阿司匹林一般在胃内不溶解,小肠内释放,可以减少胃肠道不良反应。一般说来,每片100毫克的阿司匹林肠溶片,服用时1日1次,1次1片,最能增加患者依从性。

54 服用阿司匹林最佳的时间是什么时间?

部分专家或医院临床推荐夜间(睡前服,或晚餐后服)用阿司匹林可能疗效较好,理由是:

(1)心血管疾病的高发时段多在凌晨和上午,阿司匹林肠溶片服用后需3～4小时才能发挥作用,如果上午8点服药,等到完全起效时可能已经错过了当天疾病的高发时段。

(2)晚上人体活动少、血液相对比较黏稠。

(3)有研究提示小剂量阿司匹林睡前服用具有极轻微的降压作用,对伴有高血压的心脑血管疾病患者可能更合适一些。

55 服用阿司匹林多长时间,才能停?

越来越多的研究表明,坚持服用阿司匹林的时间越长,生存率改善越显著;停用阿司匹林后,心血管疾病的危险性迅速恢复致原来的高风险水平。故一般主张需要使用阿司匹林的患者应长期使用。如美国心脏协会在一级预防时,推荐的使用期限为终身。国内专家也认为,除非有禁忌证，动脉粥样硬化的患者应该终身服用阿司匹林。

56 阿司匹林有哪些副作用(不良反应)?

阿司匹林的主要副作用是胃肠道刺激症状和出血，临床资料证实阿司匹林的副作用发生率呈剂量依赖性，并且和患者的基础疾病及合并用药有关。

(1)胃肠道反应：胃肠道反应是阿司匹林普通片最常见的不良反应，患者可有消化不良、恶心呕吐、胃肠道轻微出血，少部分人出现大便潜血。阿司匹林肠溶片服用后，个别患者也可以有胃肠反应，其可能原因：患者虽然服用的是阿司匹林肠溶片，也有在胃中出现部分溶解，直接刺激胃黏膜的；也有在肠中快速崩解，激惹肠道引起。存在有胃肠道疾病的患者，应用阿司匹林肠溶片时也要注意。

(2)出血：长期应用者的凝血酶原合成减少，凝血时间延长，延长出血时间，增加出血性倾向。此不良反应，多见于胃肠道出血，也可见于皮下、颅内等部位出血。

所以老年人、高血压不稳定、有出血倾向(血液病、肝病、尿毒症等)或存在消化性溃疡或幽门螺杆菌感染的患者，应用本药时应该小心谨慎，特别是同时服用其他药物，例如抗凝药、非类固醇类抗炎药、活血化瘀类中药的患者更应注意。应监测凝血指标。

(3)过敏反应：出现于0.2%的患者。表现为哮喘、荨麻疹、血管神经性水肿、休克。过敏反应多见于易感者，在服药后迅速出现呼吸困难、喘息，严重者甚至可以死亡，称为阿司匹林哮喘。有的是阿司匹林过敏、哮喘和鼻息肉三联征，往往与遗传和环境因素有关。对本药过敏者也可以对其他 NSAID 过敏，必须慎重。

(4)肝、肾毒性：肝功能酶谱升高、肾功能减退均可出现，但多为可逆性。有过引起肾乳头坏死的报道。

(5)小剂量的阿司匹林能减少尿酸的排泄，对易感者可引起痛风的发作。

(6)误服过量或中毒表现：①轻度，即水杨酸反应，表现为头痛、头晕、耳鸣、耳聋、恶心、呕吐、腹泻、嗜睡、精神紊乱、多汗、呼吸深快、烦渴、手足不自主运动(多见于老年人)及视力障碍等;②重度,可出现血尿、抽搐、幻觉、重症精神紊乱、呼吸困难及无名热等;儿童患者精神及呼吸障碍更明显;过量时实验室检查可有脑电图异常、酸碱平衡改变(呼吸性碱中毒及代谢性酸中毒)、低血糖或高血糖、酮尿、低钠血症、低钾血症及蛋白尿。

57 什么样的人群不能服用阿司匹林?

(1)对阿司匹林和含水杨酸的物质过敏,尤其是出现哮喘、神经血管性水肿或休克者,应禁用。

(2)胃及十二指肠溃疡的患者不宜使用。这类患者服用阿司匹林容易导致出血或穿孔;没有溃疡史者服用此药时,如果出现食欲不振、上腹部不适、疼痛、胃部烧灼感、黑便等症状,应随时看医生或停服此药。

(3)有出血倾向者应慎用。有严重肝损害、低凝血酶原血症、维生素K缺乏、血友病或血小板减少症患者应避免使用阿司匹林。少数患者长期服用小剂量阿司匹林后,可出现皮肤出血症状,表现为皮肤青紫或出血点,或牙龈出血、鼻出血,这在老年女性尤为常见。遇到这种情况,可及时停用阿司匹林,并去医院检查一下血小板数量和功能。

(4)手术前1周应停用,避免凝血功能障碍,造成出血不止。牙科、口腔科手术后7天内,如需服用阿司匹林,只能整片吞服,不可咬碎服。

(5)患哮喘、花粉性鼻炎、鼻息肉或慢性呼吸道感染(特别是过敏性症状)患者和对所有类型的止痛药、抗炎药和抗风湿药过敏者,在使用阿司匹林时可引起哮喘发作(即镇痛药不耐受/镇痛药诱发的哮喘)。前者慎用,后者禁用。

(6)痛风患者慎用阿司匹林(本品可影响排尿酸药的作用,小剂量时可能引起尿酸滞留)。

(7)高血压患者血压较高者,长期服用有可能诱发脑出血。

(8)葡萄糖-6-磷酸脱氢酶缺陷者(阿司匹林肠溶片偶见引起溶血性贫血)慎用。

(9)孕妇、哺乳期妇女不宜服用。孕后3个月内服用可引起胎儿异常;孕期服用,可致分娩延期,并有较大出血危险,在分娩前2～3周应禁用。因可从乳汁中排出,故哺乳期妇女不宜服用。

(10)饮酒后不宜用。在饮酒前后不可服用阿司匹林,因酒精本身可损伤胃黏膜屏障,加重药物的毒副反应。同时,饮酒后会增加阿司匹林抗血小板,并延长出血时间,可导致胃出血。

58 服用阿司匹林还应注意哪些事项?

(1)长期用药时应定期检查红细胞压积、肝功能及血清水杨酸含量。

(2)阿司匹林肠溶片不宜用作止痛剂。

(3)潮解后不宜用。阿司匹林遇潮分解成水杨酸与醋酸,服后可造成不良反应。

④服药时不要饮酒,饮酒可加重对胃黏膜的损害,导致胃出血。

⑤服药时不要喝茶,茶叶内的茶碱成分能抵消阿司匹林的作用。

⑥长期服用阿司匹林应在医生的指导下进行。

59 阿司匹林不宜和哪些药物同时服用?

(1)阿司匹林原则上不应该与抗凝血药及溶栓药同用。与任何可引起低凝血酶原血症、血小板减少、血小板聚集功能降低或胃肠道溃疡出血的药物同用时使用,可有加重凝血障碍及引起出血的危险。与抗凝药(双香豆素、肝素等)、溶栓药(链激酶、尿激酶)同时使用,可增加出血的危险。

(2)阿司匹林不应该与氯化胺、维生素C、维生素B_1合用。以上均可加重对胃黏膜的刺激,而且毒性增加。阿司匹林能减少维生素C在肠内的吸收,且可促使其排泄,致使疗效降低。维生素B_1能促进阿司匹林分解,均不宜合用。

(3)与其他非甾体抗炎镇痛药(消炎痛、炎痛静、布洛芬等)同用时疗效并不加强,因为阿司匹林肠溶片可以降低其他非甾体抗炎药的生物利用度；再则胃肠道副作用（包括溃疡和出血）却增加；此外，由于对血小板聚集的抑制作用加强，还可增加其他部位出血的危险。

阿司匹林肠溶片与对乙酰氨基酚长期大量同用有引起肾脏病变包括肾乳头坏死、肾癌或膀胱癌的可能。

（4）尿碱化药（碳酸氢钠等）、抗酸药（长期大量应用）可增加阿司匹林肠溶片自尿中排泄，使血药浓度下降。但当阿司匹林肠溶片血药浓度已达稳定状态而停用碱性药物，又可使阿司匹林肠溶片血药浓度升高到毒性水平。碳酸酐酶抑制药可使尿碱化，但可引起代谢性酸中毒，不仅能使血药浓度降低，而且使阿司匹林肠溶片透入脑组织中的量增多，从而增加毒性反应。

（5）尿酸化药可减低阿司匹林肠溶片的排泄，使其血药浓度升高。阿司匹林肠溶片血药浓度已达稳定状态的患者加用尿酸化药后可能导致阿司匹林肠溶片血药浓度升高，毒性反应增加。

（6）阿司匹林肠溶片不宜与糖皮质激素长期同用，尤其是大量应用时，有增加胃肠溃疡和出血的危险性。糖皮质激素可增加水杨酸盐的排泄，同用时为了维持阿司匹林肠溶片的血药浓度，必要时应增加阿司匹林肠溶片的剂量。

（7）胰岛素降糖效果可因与阿司匹林肠溶片同用而加强和加速。

（8）苯乙双胍（降糖灵）、格列本脲（优降糖）及氯磺丙脲等，不宜与阿司匹林合用。阿司匹林与降糖药同时服用，容易酿成低血糖导致昏迷。

（9）与甲氨蝶呤（MTX）同用时，可减少甲氨蝶呤与蛋白的结合，减少其从肾脏的排泄，使血药浓度升高而增加毒性反应。

（10）丙磺舒或磺吡酮的排尿酸作用，可因同时应用阿司匹林肠溶片而降低；当水杨酸盐的血药浓度达到 50 微克/毫升时即明显降低，>100～150 微克/毫升时更甚，导致痛风病发作。此外，丙磺舒可降低水杨酸盐自肾脏的清除率，从而使后者的血药浓度升高。

（11）催眠药：苯巴比妥（鲁米那）和健脑片等可促使肝细胞内的药酶活性增高，加速阿司匹林的代谢，降低疗效，故不宜联用。

（12）阿司匹林与速尿合用，疗效增强，应注意减量，也可能因阿司匹林蓄积而发生水杨酸反应。

（13）阿司匹林不宜与安体舒通合用，可使安体舒通的利尿作用减弱。

(14)阿司匹林不宜与噻嗪类利尿药合用，因两者都能升高血清尿酸，应予注意。

(15)乙酰唑胺与阿司匹林联用，后者能使前者血药浓度增高，引起毒性反应。

(16)甲氧氯普胺可以增加本药的吸收。

(17)阿司匹林与阿片或吗啡合用时，能增加其麻醉作用，容易发生中毒，应注意适当减量。

(18)阿司匹林不宜与氨茶碱同服。因氨茶碱属碱性药物，能碱化尿液，使阿司匹林排泄加快，疗效降低。

(19)阿司匹林不宜与咖啡因同服，因咖啡因有促进胃酸分泌的作用，可加重阿司匹林对胃的损害。

(20)阿司匹林与磺胺类药物合用可使后者的毒性增大，必须合用时应减少后者的用量。

60 阿司匹林不宜和哪些中药、中成药同用?

(1)阿司匹林不宜与含硼砂的中成药如瘀气散、红灵散、行军散、通窍散、冰硼散等合用，因硼砂含碱性成分，可减少阿司匹林的吸收使疗效降低。与此相反，阿司匹林与酸性中成药如山楂丸、保和丸、乌梅安胃丸、五味子丸、冰霜苏丸等合用，疗效增强，因酸性中成药可使尿液变酸，阿司匹林吸收增加，疗效增强。

(2)阿司匹林与含乙醇的中成药如风湿酒、国公酒、缬草酊、参茸精、五味子糖浆等合用，将增加消化道的刺激性，严重的可导致胃肠道出血。

(3)山楂、乌梅、山茱萸、五味子等均含有大量的有机酸，含有机酸成分的中药能酸化尿液，增加阿司匹林在肾脏的重吸收，加重对肾脏的损害。

61 如何减少阿司匹林的胃肠道不良反应?

阿司匹林最常见的不良反应是胃肠道副作用，目前公认能减少阿司匹林不良反应的方法是：

(1)选用精确肠溶制剂。

(2)应用小剂量(75～150 毫克)。小剂量阿司匹林安全性优于 75 毫克/天氯吡格雷。降低阿司匹林剂量虽不一定能减少出血的次数,但能降低出血发生的严重程度;降低其他胃肠道反应的发生率。

(3)溃疡病活动期或幽门螺杆菌阳性者,治愈溃疡病且根除幽门螺杆菌后应用阿司匹林。必要时加服胃黏膜保护剂/质子泵抑制剂如奥美拉唑、泮托拉唑,或 H_2 受体拮抗剂如雷尼替丁、西咪替丁。

注意:一旦溃疡出血后加用质子泵抑制剂是更为有效的选择,改用氯吡格雷反而增加胃肠道出血风险。

(4)注意避免同服药物间的相互作用,如糖皮质激素能刺激胃酸分泌、降低胃及十二指肠黏膜对胃酸的抵抗力,若与阿司匹林合用可能使胃肠出血加剧。

(5)注意监测患者的大便潜血试验。

62 有消化道溃疡病的患者,需要使用阿司匹林怎么办?

有消化道出血史、活动性消化道溃疡、返流性胃食管病变、幽门螺杆菌阳性的高危患者在使用阿司匹林的同时,需使用质子泵抑制剂,亦可使用 H_2 受体拮抗剂。

从消化科医生的角度,反对患者长期服用质子泵抑制剂。若患者无泌酸问题,只因服用阿司匹林而长期应用质子泵抑制剂,会导致胃酸功能全部被抑制,胃蛋白酶活性丧失,胃肠功能紊乱。因此不能长期用,可采取间断服用质子泵抑制剂的方式,即按需服用。例如急性心肌梗死患者接受支架置入术后(胃肠道反应高发期)应用质子泵抑制剂,初期双联抗血小板治疗同时应输注奥美拉唑等,之后改为口服。3 个月后停用,采用胃黏膜保护剂替代,若有任何胃肠不适,再应用质子泵抑制剂。

63 使用阿司匹林期间如何监测出血倾向?

患者在家中使用阿司匹林期间,即使小剂量,也须监测消化道及

其他部位可能的出血情况:

(1)患者应观察便色,学会识别柏油样便;观察有无出血时间较以前延长;观察皮肤下有无出血斑等。

(2)定期检查便潜血,无论何种情况下出现黑色便,都应即时检查便潜血。

(3)定期检测血常规,监测血小板、血红蛋白以及出凝血时间。如每3~6个月1次。

64 服用阿司匹林后发生出血,怎么办?

患者在家中服用阿司匹林期间,无论是出现消化道出血,还是其他部位出血,都应暂停服用,并一定要前往医院就诊,接受医生的检查与嘱托。

因为阿司匹林是不可逆的血小板抑制剂,轻微的出血者可行局部治疗;严重出血者只有补充新鲜血小板后才能缓慢逆转。

65 服用阿司匹林后血小板降到8万/mm^3,怎么办?

阿司匹林可以抑制血小板聚集,有预防血栓形成的作用,一般不会引起血小板减少。如果服用阿司匹林后出现血小板下降,要考虑是否同时在用其他影响血小板药物?

若排除其他因素影响到血小板,而高度怀疑是阿司匹林导致的血小板减少,血小板计数在10万/mm^3左右且没有出血倾向的,可谨慎用药,仔细观察;若血小板降到8万/mm^3以下,则需要停用阿司匹林。

66 什么是"阿司匹林抵抗"?

阿司匹林抗血小板聚集作用并非对所有患者都有效,部分服用治疗剂量阿司匹林未能引起预期的实验室指标变化或未能预防动脉硬化血栓事件的现象，称为阿司匹林抵抗(Aspirin resistance，AR)。

阿司匹林抵抗可能在开始服用阿司匹林时即出现，也可能在服用一段时间(有效)后才出现。早期研究估计阿司匹林抵抗在人群中的发生率为8%～45%。临床观察发现阿司匹林抵抗者多见于年龄偏大患者，或女性患者。种族、糖尿病、肝脏疾病、终末期肾病与阿司匹林抵抗或敏感的相关性不大。

67 如何解决阿司匹林抵抗?

由于不同患者对相同剂量阿司匹林的反应性存在差异，所以，阿司匹林抵抗的患者应从以下几方面来加以改善：

(1)避免药物之间的相互作用：合用某些药物可能影响阿司匹林的疗效，例如布洛芬等非类固醇类抗炎药可能会因竞争性阻滞COX的活性位点而妨碍阿司匹林作用于丝氨酸位点，故服用阿司匹林的患者应避免同时使用这类药物。

(2)合理应用抗血小板制剂：①血小板ADP受体拮抗剂氯吡格雷是选择之一，但近年来也有关于氯吡格雷抵抗的报道。②血小板糖蛋白Ⅱb/Ⅲa受体拮抗剂。其抗血小板作用肯定，但出血风险较高，价格也比较贵，且目前没有口服剂型，主要是住院患者短期应用，尚无长期应用证据。

(3)有报道说，复方丹参滴丸联合阿司匹林，是阿司匹林抵抗治疗的有益补充，在试验前后监测的受试者的肝肾功能无变化。

68 停用阿司匹林后发生心梗的危险是否会增加?

目前还没有证据支持停用阿司匹林后发生血栓的危险会增加。也就是说，停用阿司匹林后不会出现反跳。

第四章

ADP-受体拮抗剂（噻吩吡啶类）

69 氯吡格雷是如何防治冠心病的？

氯吡格雷选择性抑制二磷酸腺苷(ADP)与血小板受体结合及继发的 ADP 介导的糖蛋白 GPⅡb/Ⅲa 复合物的活化，因此可抑制血小板聚集。氯吡格雷还能阻断其他激动剂通过释放 ADP 引起的血小板聚集。它对血小板 ADP 受体的作用是不可逆的，其抗血小板聚集的药效强于阿司匹林。

70 氯吡格雷适用于哪些冠心病患者？

在家中服用氯吡格雷主要是用于：

(1)经皮冠状动脉介入术后置入支架的患者。一般与阿司匹林合用，或单独使用。

(2)冠心病一、二级预防时对阿司匹林过敏者的替代药物。

另外，住院患者可用于从几天到＜35 天的心肌梗死患者、急性冠脉综合征的患者等。

71 冠心病患者如何应用氯吡格雷？

目前临床用的是硫酸氢氯吡格雷片，其商品名有波立维（每片75毫克）、泰嘉（每片25毫克），后者为国产药品，价格相对便宜。

（1）心肌梗死推荐波立维首剂负荷剂量300毫克。该药起效快，顿服300毫克后2小时即能达到有效血药浓度。随后服用75毫克/天，治疗作用逐步增强并在3～7天达到稳态。

（2）经皮冠状动脉介入术后置入支架的患者，单独使用或与阿司匹林合用。一般主张在阿司匹林基础上加用氯吡格雷75毫克/天至少9～12个月以上。

（3）冠心病一、二级预防时如对阿司匹林过敏，可用氯吡格雷75毫克/天替代，应坚持长期应用。

服药不受进食影响，可与或不与食物同服。

72 哪些患者应禁用、慎用氯吡格雷？

（1）对活性物质或本药物任一成分过敏者，应禁用此药。

（2）有严重的肝脏损害、有出血性疾病或有明显的出血倾向的患者，也应禁用。

（3）禁用于孕妇、哺乳期的妇女。

（4）接受阿司匹林、非甾体抗炎药、华法林、溶栓药物及应用活血化瘀中药治疗的患者，应慎用。

73 使用氯吡格雷时有哪些注意事项？

（1）氯吡格雷导致的消化道溃疡及出血并不少于阿司匹林，阿司匹林直接损伤黏膜，氯吡格雷的抗血管生成作用会延缓溃疡的愈合。使用氯吡格雷也需要注意有出血和血液学不良反应的危险性。服用期间，医生要密切随访，患者也要注意出血包括隐性出血的任何体征。

在治疗过程中一旦出现出血的临床症状，应及时报告给自己的主治医师，考虑进行血细胞计数和(或)其他适当的检查。

(2)氯吡格雷与华法林合用，可能会使出血加重。若必须联合应用，一定要谨遵医嘱，不得随意加量或漏掉监测出血情况。

(3)患者加服任何新药前，应告知医生正在服用氯吡格雷。

(4)应用氯吡格雷出现消化道出血时，需加用 H_2 受体拮抗剂或泮托拉唑。

(5)本药一般在中止治疗后 5 天内血小板聚集和出血时间逐渐回到基线水平。患者在使用此药期间，应注意和自己的主治医师保持联系，在医师的指导下，合理用药。

74 氯吡格雷有哪些不良反应?

氯吡格雷的总体耐受性与阿司匹林相似，与年龄、性别及种族无关。

出血为最常见的反应，多发生在治疗开始的第 1 个月内。有些出血患者伴有致死性后果(颅内、胃肠道和腹膜后出血)；严重皮肤出血(紫癜)、肌肉-骨骼出血(关节积血、血肿)、眼睛出血(结膜、眼内、视网膜)、鼻出血、呼吸道出血(咯血、肺出血)、血尿和手术伤口出血。

其他罕见的有：血栓性血小板减少性紫癜、严重的血小板减少症(血小板计数≤30×10^9/L)、粒细胞减少、贫血、再生障碍性贫血、全血细胞减少症；过敏反应，血清病；味觉紊乱、意识混乱、幻觉；非常罕见：脉管炎、低血压；支气管痉挛、间质性肺炎；胰腺炎、结肠炎(包括溃疡性或淋巴细胞性结肠炎)、口腔炎；急性肝衰竭、肝炎；血管(神经性)水肿、发泡性皮炎(多形性红斑)、红斑疹、荨麻疹、湿疹、扁平苔藓；关节疼痛、关节炎，肌痛；肾小球肾炎；发热；肝功能试验异常、血肌酐水平增高。

75 氯吡格雷不宜与哪些药物一起应用?

(1)非甾体抗炎药(NSAID)：与布洛芬等合用会使胃肠道隐性出

血增加。

(2)与阿司匹林、华法林、溶栓药物、活血化瘀的中药等合用使出血危险性增加，合用时应注意观察。

(3)华法林：因能增加出血强度，不提倡本药与华法林联合应用。

(4)肝素：氯吡格雷不改变肝素对凝血的作用，不必改变肝素的剂量。合用肝素不影响氯吡格雷对血小板聚集的抑制作用。但肝素和氯吡格雷合用使出血危险性增加，两药合用时应注意观察。

(5)奥美拉唑会降低氯吡格雷的作用；同时服用奥美拉唑、兰索拉唑或雷贝拉唑等质子泵抑制剂会显著增加心脏事件，但泮托拉唑或 H_2 受体拮抗剂等抗酸药物没有此副作用。建议接受氯吡格雷治疗如需抑酸治疗可以服用 H_2 受体拮抗剂或泮托拉唑。

(6)其他联合治疗：患者在服用氯吡格雷的同时接受多种伴随药物，包括血管紧张素抑制剂、β受体阻滞剂、钙离子拮抗剂、利尿剂、调脂药、冠状动脉扩张药、抗糖尿病药物、胰岛素均可联合应用，未见明显不良反应。

76 如何解决氯吡格雷抵抗?

氯吡格雷同阿司匹林一样，抗血小板聚集作用并非对所有患者都有效，也可出现氯吡格雷抵抗。目前关于氯吡格雷抵抗的定义也是经验性的，通常认为：常规治疗剂量氯吡格雷未达到预期的抑制血小板聚集的效果，即实验室检测的血小板活性或聚集性未达到有效抑制，从而使临床上复发性血栓事件的危险增加，该现象称为氯吡格雷抵抗。

氯吡格雷抵抗处理对策：

①去除药物相互作用，针对阿司匹林是停止服用非甾体抗炎药等，而针对氯吡格雷则需要停止服用质子泵抑制剂类药物等。

②联合应用其他抗血小板药物，如联用阿司匹林。

③换用普拉格雷。

第五章

硝酸酯类制剂

77 硝酸酯类药物适用于哪些冠心病患者?

口服硝酸酯类药物,主要用于冠心病的长期治疗,预防和缓解心绞痛的发作,减少冠脉事件的发生。也可用于充血性心力衰竭,静脉药用于单纯收缩期高血压、成人呼吸窘迫综合征等患者。

简单地说,主要用于冠心病有心肌缺血事件的心绞痛患者,也包括无症状心肌缺血(动态心电图监测 Holter:ST 段压低程度至少应超过0.5mm,持续时间>60 秒,ST 段压低具有可恢复性),而又没有本类药物应用禁忌证的。

78 硝酸酯类药物是如何治疗冠心病的?

硝酸酯类药物主要机制是引起血管平滑肌舒张,可以扩张冠状动脉,降低阻力,增加冠状循环的血流量;可以通过对周围血管的扩张作用,减少静脉回流心脏的血量,降低心室容量、心腔内压、心排血量和血压,减低心脏前后负荷和心肌的需氧,从而缓解心绞痛。另外,它还有降低血小板黏附等作用。可用于缓解和预防心绞痛发作。

79 常用的硝酸酯类药物有哪些?

硝酸酯类药物有5种,即“单硝”、“亚硝”、“二硝”、“三硝”、“四硝”,临床常用的有三硝酸异山梨酯(通用名:硝酸甘油)、二硝酸异山梨酯(通用名:硝酸异山梨酯)、单硝酸异山梨酯3种药物的不同剂型。

戊四硝醇酯又称长效硝酸甘油,该药目前已基本被更好的长效制剂“单硝”取代;亚硝酸异戊酯属于速效药物,由于不良反应较多,目前临床上已基本不用了。

80 硝酸甘油有哪些剂型? 应如何服用?

硝酸甘油(NTG)的剂型有片剂、气雾剂(喷雾剂)、软膏、贴膜剂、缓释片和针剂等。临床最常用的是硝酸甘油片和硝酸甘油注射液,其中硝酸甘油注射液从静脉输注,由医生掌握。软膏、贴膜剂和缓释片是非急救用药,只是用于预防心绞痛的发作。

(1)硝酸甘油片剂:是目前临床应用最广泛、最有效的短效抗心绞痛药物,适用于急性发作的患者。它可缓解各类心绞痛,如劳累诱发的典型心绞痛、冠状动脉痉挛引起的变异型心绞痛以及不稳定型心绞痛等。

规格:有0.3毫克、0.5毫克及0.6毫克。

用量用法:成人1次用0.25～0.6毫克舌下含服或咬碎置于舌下,每3～5分钟可重复1片,直至疼痛缓解。如果15分钟内总量达3片后疼痛仍持续存在,则应立即就医。

用药时间:应急用药,用于心绞痛发作时。如果每因活动或大便易诱发心绞痛者,可在活动或大便之前5～10分钟预防性使用,以避免诱发心绞痛。

(2)硝酸甘油喷雾剂

规格:每瓶含硝酸甘油100毫克。每揿0.4毫克、0.5毫克。

用法用量:心绞痛发作或有心绞痛发作预兆(根据以往经验出现了胸压迫感等心绞痛的前兆)时,立即向口腔舌下黏膜处喷入1～2喷。效果不佳可在 10 分钟内重复同样剂量。

向口腔喷药时,必须屏住呼吸,最好喷在舌下,每次间隔约 30 秒钟,不要将药吸入。初次用药应平卧。

(3)硝酸甘油皮肤贴膜片

规格:每片薄膜含硝酸甘油 16 毫克。

本品以铝箔为底衬,中间药层为糊状物,上覆盖释药膜,为椭圆形片状透皮膜剂,药物能持续缓慢地通过皮肤吸收至血液而发挥作用。血药浓度相对恒定,贴敷后 1～2 小时达有效浓度,作用可持续 24 小时。药膜去除后作用很快消失,重复使用不产生药物蓄积。

用量用法:临用时,揭去保护层,贴敷于左前胸皮肤,1 日 1 次,每次 1 贴。

切勿修剪贴膜,贴敷处避开毛发、瘢痕、破损或易刺激处皮肤。每次贴敷需要更换部位以免引起刺激。

(4)硝酸甘油口服控释片

规格:口服片如礼顿片,每片 2.6 毫克。

为特殊的白色和淡绿色颗粒混合压制片。与普通片剂比较,它可合理控制该药在胃肠道稳定均匀地释放,作用可持续 12 小时。

用量用法:口服,每天 2 次,每次 1 片。服药时勿将药片置于舌下或咬碎,应整片吞服。

(5)硝酸甘油软膏

含有 2%硝酸甘油,做成像牙膏样的东西,睡前涂在手臂的皮肤上,让皮肤慢慢吸收,主要用来预防夜间心绞痛的发作。

81 使用硝酸甘油片要注意什么?

硝酸甘油片属于应急用药,使用时要注意一切以快、效为前提。

(1)给药时机:本药起效快,用药 2～3 分钟生效,5 分钟时达最大效应,作用时间短,持续作用 10～30 分钟。用于心绞痛发作、心绞痛发作预兆时,也可用于有明显诱因诱发的心绞痛,在诱因前 5～10 分钟左右服用,以预防心绞痛发作。

(2)给药途径:舌下含服,不可吞服。因为舌下毛细血管丰富,药物吸收较胃肠道吸收迅速,药效发挥就快,如果把药片吞入胃中,经胃吸收后要经过肝脏将大部分药物灭活(肝脏的首过作用),口服生物利用度小于10%。这样不能尽快尽量地发挥其扩张血管的作用。因此,舌下含化为缓解心绞痛的最佳给药途径。

(3)给药剂量:心绞痛急性发作时,可立即舌下含化0.5~1片硝酸甘油,如不见效,隔5分钟再含化1片,可以连续应用3次,一般不超过3次。

(4)服药时的体位:应采取坐位,最好是靠在沙发、藤椅或其他宽大的靠背椅上。坐位含药比躺着、站着都好。因为硝酸甘油有扩张血管的作用,平卧位时回心血量增加,会加重心脏负担,延长心绞痛的时间;立位时由于心脑供血不足易出现晕厥。

(5)注意疗效:若出现疗效不佳时,要想到其他疾病的可能,连续含化3片硝酸甘油,心绞痛没有缓解,且伴有大汗、面色苍白、恐惧不安、四肢发冷等症状,要想到已经发生了心肌梗死,应立即拨打120等急救电话。本品为白色片剂,性质不稳定,遇空气或光线缓缓分解,疗效不佳时,也要想到药物失效问题。

(6)注意不良反应:开始服用硝酸甘油片时,剂量不宜过大,否则易发生面色潮红、搏动性心痛、心悸、血压降低等副作用,此时应减少用量。也有的患者对硝酸甘油比较敏感,即使小剂量也会出现上述症状,更有甚者对其极度敏感,只要使用就会出现全身冷汗、血压测不到等虚脱症状。究竟服多大药量,依病情而定,最好找出一个适合每位患者的既达到疗效,又使副作用小的剂量。如果药量增加方能见效,短期内要连服数片,则说明病情严重。

(7)注意随身携带:有冠心病病史或心绞痛的患者外出时,一定要随身携带硝酸甘油,以防不测。这一点非常重要。

82 应用硝酸甘油片后胸痛不缓解,有哪些原因?

有个别胸痛的患者,使用硝酸甘油片,甚至3片后,疼痛仍然不能缓解，可能的原因有：

（1）病情严重如心肌梗死：当应用硝酸甘油片含服后，如果出现疼痛不能缓解，既便是患者没有出现大汗淋漓、面色苍白、恐惧不安、四肢发冷等症状，也要首先想到是否有心肌梗死。因为漏诊此病，有可能出现不能挽回的意外。要及时请医生给予鉴别。

（2）非冠心病心绞痛：常见于易精神紧张的患者，尤其是部分中年女性患者。患者多无冠心病的高危因素、早发心血管疾病家族史。如没有心血管疾病危险因素，胸痛不典型的中青年女性，盲目诊断为冠心病而应用硝酸酯类药物，很可能会引起头疼等不良反应。

（3）含下的药片未溶解：部分患者不知道硝酸甘油片的正确用法是舌下含化或咬碎置于舌下，也可能由于口中唾液少，药片没有溶解掉；也可能是患者未含化而直接吞服。前者检查时可发现药片仍然在舌下，可嘱患者轻轻嚼碎后继续含化。

（4）药物失效：由于保管不当，导致药片失效。

83 如何鉴别硝酸甘油片是否失效？

硝酸甘油片是否失效，可从以下几方面进行判断：

（1）药品说明书中的有效期：若超过有效期，则不能再用。

（2）药片的外观：正常的硝酸甘油片剂为白色片剂，如色泽变黄、灰，或形状变松软，一捏就碎等，则失效的可能性大。

（3）冠心病心绞痛患者，疼痛发作时连续含硝酸甘油 3 次仍不能控制疼痛症状，而病情不严重时，也可能所含的药物已失效。

（4）未失效的硝酸甘油用舌舔一下，有一种烧灼感，无烧灼感的就有失效的可能。

84 如何贮存硝酸甘油片，以避免失效？

硝酸甘油片起效快，舌下含化后，多在 2 分钟左右即可缓解心绞痛症状，可称为心脏病患者的“救命药”。但由于硝酸甘油片的稳定性差，片剂暴露在空气中过久或受热等，其有效成分就会很快挥发，因而影响疗效。为此，保管上应特别注意以下几点：

(1)通透性强可使硝酸甘油挥发。因此，药片应持续放置于出厂时提供的原始密闭的棕色小玻璃瓶中，每次用后要把盖拧紧。

(2)温度升高会使硝酸甘油分解失效。因此，要贮存在低温或冰箱中。随身携带的硝酸甘油，最好不要放在内衣袋里，以免体温太高使其分解挥发失效。

(3)光线也能促进硝酸甘油分解，要用棕色瓶(或瓶外包黑纸)装放此药，避光保存。

(4)舌下含片，有效期仅为 3～6 个月左右，为确实保证其在急性缺血发作时能及时发挥治疗作用，久贮家中的硝酸甘油片不宜再用。每次从医院取回的药量不宜太多，备有保健盒的患者，应定期更换盒中的硝酸甘油片。最好每 3 个月左右更换一瓶新药。

85 哪些患者应禁用、慎用硝酸甘油片？

(1)有对硝酸酯类药物严重过敏史者，应禁用。

(2)由严重主动脉瓣狭窄或肥厚型梗阻性心肌病引起的心绞痛，不宜用硝酸酯制剂。

(3)禁用于 24 小时内使用过 5 型磷酸二酯酶抑制剂，如西地那非(伟哥)的患者。

(4)有闭角型青光眼者，原则上是禁用。但患者在心脏病急性发作可能威胁生命时，若无其他药物选择，可在用药缓解后，再到眼科就诊，及时补用一些眼部用药。

(5)低血压、心动过速患者，孕妇、哺乳期妇女，应慎用。

至于有急性循环衰竭、心源性休克、脑出血等需要禁用的，则多是住院患者。

86 硝酸甘油有哪些不良反应？

硝酸甘油常见不良反应有：头痛、眩晕、脸红、嗜睡、虚弱、心悸、体位性低血压反应（恶心、呕吐、出汗、苍白、虚脱）、反射性心动过速；晕厥、药疹剥脱性皮炎也可发生。

极少数病例可见血压显著下降，可能加重心绞痛症状。

对于头痛、低血压等不良反应的处理，可参考下述99、100问答。

87 硝酸异山梨酯（消心痛）有哪些剂型？如何应用？

硝酸异山梨酯（ISDN），别名二硝酸异山梨酯醇。剂型有片剂、胶囊、气雾剂、乳膏、注射剂等。

(1)硝酸异山梨酯片：商品名消心痛

规格：片剂。国产消心痛、Isordil（爱速得，宽心）：2.5毫克、5毫克、10毫克；Isordil速释片：5毫克、10毫克、20毫克、30毫克。

用量用法：口服，用于预防心绞痛：1次5～10毫克，1日2～3次，1日总量10～30毫克。最大剂量：1日240毫克。

舌下给药，用于急性心绞痛：1次2.5～10毫克，2～3分钟见效，缓解症状。

注：由于个体反应不同，需个体化调整剂量。初次用药，宜从小剂量开始。

(2)硝酸异山梨酯气雾剂

规格：①异舒吉气雾剂（Isoket Spray）：1.25毫克×300喷；②易顺脉口腔喷雾剂（Iso-Mack Spray）：1.25毫克/0.09毫升×20毫升。③1.25毫克×200喷

用量用法：使用前，先揭开药瓶盖帽，喷射阀门处于上方，药瓶垂直。第1次使用时，按压喷射阀门数次至喷雾均匀后则可使用。但若停用时间较长（如1天），则第1喷不应使用，需再按压阀门至喷雾均匀后方可使用。使用时将喷雾嘴对准口腔，将1～3喷每隔30秒1次喷入口腔。

注:①本药主要用于急性心绞痛时;②使用时要直接将药液喷射到患者口腔黏膜;③喷药时不要吸气,以免药液吸入气管;④体位性低血压患者慎用。

(3)硝酸异山梨酯乳膏

规格:以无水油基质配制而成的含量为15%的乳膏;10克/支,含硝酸异山梨酯1.5克。

用量用法:宜自小剂量开始,逐渐增量。将乳膏按刻度挤出所需长度,均匀涂布于所给印有刻度的纸上,每格相当硝酸异山梨酯0.2克,将纸面涂药区全部涂满,即5厘米×5厘米面积,贴在左胸前区(可用胶布固定),一日1次(必要时8小时一次),可睡前贴用。

(4)硝酸异山梨酯缓释剂:常用的商品名长效消心痛

规格:缓释片剂、缓释胶囊,每片(粒)20毫克。

用量用法:口服,1次20~40毫克,1日2次。

88 哪些患者应禁用、慎用硝酸异山梨酯?

(1)有对硝酸酯类药物严重过敏史者,应禁用。

(2)由严重主动脉瓣狭窄或肥厚型梗阻性心肌病引起的心绞痛,不宜用硝酸酯制剂。

(3)禁用于24小时内使用过5型磷酸二酯酶抑制剂,如西地那非(伟哥)的患者。

(4)有闭角型青光眼者,原则上是禁用。但患者在心脏病急性发作可能威胁生命时,若无其他药物选择,可在用药缓解后,再到眼科就诊,及时补用一些眼部用药。

(5)低血压、心动过速患者,孕妇、哺乳期妇女,营养不良者,老年人,应慎用。若无其他药物选择,初次用药当从小剂量开始,并密切观察。

(6)应用本药物治疗过程中可能会发生头晕,驾驶和操作机械等需要集中注意力时应慎用。

至于有急性循环衰竭、心源性休克、脑出血等需要禁用的,则多是住院患者。

89 硝酸异山梨酯有哪些不良反应?

硝酸异山梨酯常见不良反应有:低血压、心动过速、面红、头痛、晕厥、意识混乱、恶心、呕吐、腹痛、焦虑、烦躁不安、虚弱、眩晕;严重不良反应有严重低血压,循环衰竭。

对于头痛、低血压等不良反应的处理,可参考下述99、100问答。

90 应用硝酸异山梨酯有哪些注意事项?

(1)硝酸异山梨酯应由小剂量开始,以后逐渐增量,以减轻可能的头痛反应。初次应用时,还必须密切观察脉搏及血压。

(2)服药期间应避免饮酒,因酒精常可增加其不良反应。

(3)服药期间,站立时应缓慢,以防止突发体位性低血压。

(4)长期连续用药可产生耐药性。

(5)长期用药者,不能突然停药,以避免反跳现象。

91 单硝酸异山梨酯有哪些剂型?如何应用?

单硝酸异山梨酯(ISMN),又名5-单硝酸异山梨醇酯。剂型有片剂、胶囊、注射剂等。静脉ISMN在临床应用中缺乏合理性,应予以摈弃。欧美国家亦无ISMN静脉剂型用于临床。

(1)单硝酸异山梨酯片等普通制剂,常见的商品名有欣康、异乐定等。

规格:剂型有片剂、分散片、胶囊、胶丸等,每片(粒)10毫克、20毫克、40毫克。

用量用法:口服,每次10～20毫克,1日2次,必要时可增至1日3次。

饭后服,不宜嚼碎。

(2)单硝酸异山梨酯缓释制剂,常见的商品名有鲁南欣康、长效异乐定、依姆多、德脉宁、长效消心痛、长效心痛治20等。

规格:剂型有缓释片、控释片、胶囊、胶丸等,每片 30 毫克、40 毫克、50 毫克、60 毫克。

用量用法:口服,剂量应个体化,并根据临床反应做相应调整。

一般最初 2～4 天起始使用 15～30 毫克,每日 1 次,以避免可能发生的头痛。

正常剂量为 30～60 毫克,每日 1 次;必要时可增加至 120 毫克,每日 1 次。

服药应在清晨。药片可沿刻槽掰开,服用半片;整片或半片服用前应保持完整,用半杯水吞服,不可咀嚼或碾碎服用。

92 哪些患者应禁用、慎用单硝酸异山梨酯?

(1)对本药物任一成分过敏者,应禁用。

(2)由严重主动脉瓣狭窄或肥厚型梗阻性心肌病引起的心绞痛,不宜用硝酸酯制剂。

(3)禁用于有闭角性青光眼的患者;24 小时内使用过伟哥的患者。

(4)低血压、心动过速患者,孕妇、哺乳期妇女,营养不良者,老年人,应慎用。

(5)应用本药物治疗过程中可能会发生头晕,驾驶和操作机械等需要集中注意力时应慎用。

至于有急性循环衰竭、心源性休克、脑出血等需要禁用的,则多是住院患者。

93 单硝酸异山梨酯应用时有哪些注意事项?

(1)本药物不适用急性心绞痛发作。

(2)服药期间应避免饮酒,因酒精常可增加其不良反应。

(3)服药期间,站立时应缓慢,以防止突发体位性低血压。

(4)长期连续用药可产生耐药性。缓释制剂应采用 1 天 1 次给药以获得一个低血药浓度的给药间期,从而减少耐药性发生。

(5)长期用药者,不能突然停药,以避免反跳现象。

94 单硝酸异山梨酯有哪些不良反应?

单硝酸异山梨酯常见的不良反应有:头痛、心动过速、头晕、晕厥、恶心;不常见的不良反应有严重低血压。其他可有呕吐、腹泻、虚脱现象(常伴有心动过缓和晕厥)、皮疹、瘙痒、剥脱性炎、肌痛等。

对于其头痛、低血压等不良反应的其处理可参考下述99、100问答。

95 硝酸甘油、硝酸异山梨酯、单硝酸异山梨酯有什么区别?

(1)硝酸甘油片:为速效药物,含服后1~2分钟起效,3~10分钟达高峰,持续约10~20分钟,20~30分钟后基本无作用。对90%以上的患者有效,其中70%多的患者在3分钟内见效,是急症患者应用最多的硝酸酯类药物。

由于普通制剂口服生物利用度极低,故很少用于口服,偶见有用缓释剂型的。

(2)硝酸异山梨酯:普通制剂如消心痛,亦为速效药物,也可用于舌下含服治疗心绞痛的急性发作,但是起效比硝酸甘油制剂迟,2~5分钟见效,故发作期还是一般将硝酸甘油作为首选(当无硝酸甘油时,用消心痛含服)。

由于半衰期长,该药有效预防心绞痛发作可达1小时。预防用药时,可选用本药口服。

该药常有峰形作用,即用药后血药浓度很快升高后又很快下降,容易造成患者头痛而降低该药的依从性;口服有肝脏首过效应,生物利用度为20%~30%,需加大用药量,故目前多以缓释剂型应用于临床。

(3)单硝酸异山梨酯:新型的长效硝酸酯类药物,口服无肝脏的首过效应,生物利用度几乎达100%,半衰期4~5小时。

用于心绞痛缓解期的治疗优于硝酸异山梨酯片剂或胶囊,普通制剂

1天2次服药，缓释剂型1天1次服药。这类缓释制剂的硝酸酯类药物有一个治疗的空白期，每天约为8～12小时，有利于预防药物耐药性的产生。

心绞痛发作期不宜用单硝酸异山梨酯，因其起效较慢。

综之，心绞痛发作时，宜首选硝酸甘油片含服或喷雾应急；不稳定、频发的劳力性心绞痛，可用硝酸异山梨酯；稳定性心绞痛，用单硝酸异山梨酯预防心绞痛。

96 服用硝酸酯类药物后头痛，怎么办？

头痛是硝酸酯类药物最常见的一个不良反应，它主要是由药物的血管扩张作用继发引起。头痛可呈胀痛、搏动性头痛，有的患者甚至感到难以忍受；呈剂量依赖性和时间依赖性，降低初始剂量和随着使用时间的延长，大部分头痛可以消失。口服长效的硝酸酯类药物，可较长时间地持续头痛，甚至有部分自发偏头痛。

硝酸酯类药物之间的换药不能解决此类药物引起的头痛。最有效的预防措施：首剂从小剂量开始（如硝酸甘油0.15毫克舌下含化或消心痛5毫克口服），逐渐增加至治疗量。一般继续服药2周以上，此种副作用即多消失。

如果头痛明显，且排除了高血压、感冒、青光眼等原因引起，而确定系硝酸酯类药物引起的头痛时，给予患者头部冰敷，可以减轻头痛；无效可加服少量止痛剂，阿司匹林可以有效缓解硝酸酯引起的头痛反应；严重时则必须停药。此时应加强吸氧及其他治疗，并注意有无心绞痛加重的表现。

97 如何处理硝酸酯类药物引起的低血压？

低血压也是硝酸酯类药物常见的一个副作用，可伴随出现头晕、恶心、心悸等，也是与药物的血管扩张作用有关。在老年人、首次用药、血容量不足、与大量β受体阻滞剂合用、静脉用药时滴速过快等情况下最易发生。

因此,第1次用药时患者应取坐位,尤其是老年患者,立位时可能导致晕厥;首剂先从小量开始。

如果出现了严重的低血压、晕厥,此时应:①立即停止给任何剂型的硝酸甘油及其他血管扩张剂;②患者取去枕平卧位;③抬高下肢;④立即饮用1～2杯温开水;⑤有条件者应吸氧;⑥经以上处理后仍不能缓解则必须送医院进一步处理如吸氧、静脉补液、静脉点滴升压药多巴胺等措施。经以上处理,多数患者病情能缓解。

98 服用多长时间后硝酸酯类药物才能停用?

多数专家将硝酸酯类药物定为缓解症状药物,目前也没有证据证明此类药物能延长生存期,改善患者的预后。一般情况下,如果有心绞痛时,则可以选择应用此类药物治疗;如果不需硝酸酯也能控制心绞痛时,则可以停用;没有心绞痛发作或无痛性急性心肌缺血发作的患者,不需要长期服用硝酸酯类。因此,应用此类药物,没有疗程的说法,当根据患者的具体情况分析用药的利弊。

99 如何预防硝酸酯类药物突然停药后的反跳现象?

长期应用硝酸酯类药物或静滴高浓度较长时间(＞8小时),由于长期用药产生依赖性等原因,突然停药时可引起血流动力学反跳现象,可导致血管收缩尤其是冠状动脉痉挛,出现剧烈心绞痛、心肌梗死甚至猝死等,病情急剧变化。

因此,长期使用硝酸酯类药物的患者,如需要停药,宜采用台阶式逐渐减量的停药方法。即停药时应在2周内逐渐减量,直至停用。尤其是连续应用长效制剂的老年患者更应注意。同时加服其他药物,如钙离子拮抗剂(地尔硫䓬、氨氯地平)或β受体阻滞剂等。

100 长期服用硝酸异山梨酯或单硝酸异山梨酯的患者又出现了心绞痛，是什么原因？

有个别的患者初期服用硝酸异山梨酯或单硝酸异山梨酯制剂后，效果良好，心绞痛消失。但继续服用一段时间后，心绞痛又反复出现，应考虑有下述的几个原因存在：

(1)病情加重。

(2)药物的耐药性。

硝酸酯类药物的耐药性，是指持续应用一定剂量的硝酸酯制剂一段时间后，其抗心绞痛效应、以扩血管为主的血流动力学效应及抗血小板聚集效应降低，导致患者的运动耐量明显下降，心绞痛重新出现或加重，此时需要加大剂量才能维持其疗效的一种状态。此现象是硝酸酯类药物临床应用时的常见现象，用药时间越长，药物浓度越高，耐药现象越严重。如口服消心痛 15 毫克，6 小时 1 次，用药 1 周疗效即明显减弱；硝酸甘油贴剂 1 贴，7～10 天后药效完全消失；持续静滴硝酸甘油 24 小时即可产生耐药性。

硝酸酯类药物的耐药性并不持久，经过 1～2 周的停药，疗效又可重新恢复。但耐药性是影响药物疗效的重要因素之一。所以，当患者在治疗过程中出现心绞痛发作频繁时，除首先要考虑是否病情加重外，也要注意是否有硝酸酯类药物耐受。

101 如何预防硝酸酯类药物的耐药性？

耐药性的产生与药物的作用和患者的个体反应有关，避免耐药最可行的方法有：小剂量给药、联合用药、间歇给药和偏心给药。

(1)小剂量给药：剂量越小，耐药性发生的可能性越小。

(2)联合用药：同时联合应用其他抗心绞痛种类的药物如 β 受体阻滞剂、钙离子拮抗剂等，这样既可减少硝酸酯的用量，又可增加疗效。

(3)间歇给药：就是每天保持至少 6～8 小时低或无血药浓度时间。

如消心痛每日 2～3 次口服不发生耐药，但每日 4 次治疗心绞痛 1 周后，3～5 小时后复查已无药效，故消心痛可以早晨 8:00、下午 4:00 两次服药，即所谓的“开关服药法”。

对于稳定性心绞痛可采用体力活动前临时预防性服用硝酸酯，或出现胸闷先兆时再舌下含服，平时不用硝酸酯类药，这样也可避免耐药产生。对已发生硝酸酯耐药性的冠心病患者，改用硝酸甘油舌下含服能恢复其抗心肌缺血作用。

(4)偏心给药又称无规律给药：即血药浓度时高时低，可避免产生耐药。药品依姆多的缓释技术使得药物的释放曲线是偏心的，每天 1 次口服 60 毫克或 120 毫克后，约 30～60 分钟起效，4～6 小时达峰，有效血药浓度覆盖 10～12 小时，其后 12～14 小时血药浓度低于治疗窗的下限，可有效避免耐药性的发生，而谷底药物浓度并非完全消失，而是处于“低浓度”状态，可抑制血管反跳效应的发生。

当然，以上用药方法需要医生的指导。患者在家用药时，如是长期服用长效制剂的硝酸酯类药时，要警惕耐药性产生的可能；当服药期间仍然有心绞痛发作时，可提醒一下医生，以判断是否有耐药性原因。

102 何谓“零点现象”？如何避免？

硝酸酯类药物的给药间隔多在 8 小时以上，夜间时间长，在深夜或凌晨时，体内血药浓度降低至最低水平，易发生心绞痛，这种现象即所谓的零点现象或零时效应、反跳现象。

为避免零点现象，可采用逐渐增量法，即早、中、晚分别给予消心痛 5 毫克、10 毫克、15 毫克，可避免耐药和零点现象；也可采用偏心给药法如依姆多；推荐在睡前加服 1 次非硝酸酯类扩血管药，如硫氮唑酮、氨氯地平等，既可避免硝酸酯耐药，又可避免零点现象的发生。

103 硝酸酯类药物与其他药物联合使用有哪些相互作用?

(1)联合血管紧张素转换酶抑制药(ACEI),如培哚普利与硝酸酯类合用,虽不能增强硝酸酯类扩张血管的作用,但可有效防止其耐药性的发生;但增强降压效应,要防止低血压。

(2)联合β-受体阻滞剂或钙离子拮抗剂,两者有协同作用,可增加疗效。但要防止低血压的发生。

硝酸酯降低后负荷后,反射性增加交感紧张度,引起心动过速,β受体阻滞剂可予以抵消;β受体阻滞剂显著减慢心率后,可能增加左心室容量和舒张末期压力和室壁张力,从而增加心肌氧耗,硝酸酯可克服这一不利因素。因此,两者合用较单独使用可发挥更大的抗缺血疗效。

(3)联合参麦注射液,据报道,参麦注射液联合硝酸酯类药物静脉滴注在治疗不稳定性心绞痛中有显著疗效。

(4)与洋地黄和(或)利尿剂合用,治疗慢性心力衰竭。

(5)与阿司匹林合用,可减少硝酸甘油在肝脏的消除,使硝酸甘油血药浓度升高。

(6)与乙酰半胱氨酸合用,因有巯基的提供,可减轻硝酸酯类的耐受性。

(7)与5型磷酸二酯酶抑制剂,如西地那非(伟哥)、他达拉非和伐地那非等合用时,可导致难以纠正的、严重和持续的低血压反应、心肌梗死,甚至死亡。因此发病前24小时或48小时服用过此类药物的心绞痛患者禁用硝酸酯。

(8)酒精:由于酒精能抑制该类药物代谢,故饮酒患者更容易发生严重不良反应,合用可增强降血压作用。

(9)与精神安定剂、三环类抗抑郁药等药合用,可增强降血压作用。

第六章

β受体阻滞剂

104 冠心病患者为何要用β受体阻滞剂?

β受体阻滞剂全称为β肾上腺素能受体阻滞药,它能阻断拟交感胺类对心率和心肌收缩力受体的刺激作用,减慢心率、降低血压,减低心肌收缩力和氧耗量,从而减少心绞痛的发作;还可以减低运动时血流动力的反应,使在同一运动量水平上心肌氧耗量减少,增加运动耐量;使不缺血的心肌区小动脉(阻力血管)缩小,从而使更多的血液通过极度扩张的侧支循环流入缺血区。

由于β受体阻滞剂能减轻症状及改善缺血,同时能降低心肌梗死后稳定性心绞痛患者死亡和再梗死的风险,故全世界多个指南推荐将阿司匹林、β受体阻滞药作为冠心病二级预防优化药物治疗方案;对于各种心绞痛来说,除非是单纯的冠脉痉挛,β受体阻滞药都是首选的药物。在使用顺序方面,它排在硝酸甘油前面。

105 β受体阻滞剂适用于哪些冠心病患者?

心绞痛多发生于患者活动时或者情绪激动、劳累后。此时心跳加快,心肌需要的血液和氧就会增加,而这个时候由于动脉狭窄,不能供应更多的血液,就会出现心肌缺血,患者出现心绞痛。

所以,只要无禁忌证,β受体阻滞剂就是治疗稳定性冠心病的基石。

所有的此类患者，尤其是劳力性心绞痛患者均应长期使用，以控制心肌缺血，预防心肌梗死和改善生存率。

慢性心绞痛或心肌缺血伴高血压，既往有心肌梗死或左心室功能低下患者，更应首选β受体阻滞剂。

106 β受体阻滞剂不适用于哪些冠心病患者？

(1)没有固定狭窄的冠状动脉痉挛造成的缺血，如变异性心绞痛，不宜使用β受体阻滞剂(首选药物应是钙拮抗剂)。

(2)在有严重心动过缓和高度房室传导阻滞、窦房结功能紊乱、明显的支气管痉挛或支气管哮喘的患者，禁用β受体阻滞剂。

(3)外周血管疾病及严重抑郁是应用β受体阻滞剂的相对禁忌证。

(4)慢性肺心病的患者可小心使用高度选择性β_1受体阻滞剂。

(5)β受体阻滞剂过敏者，禁用。

107 使用β受体阻滞剂治疗冠心病的原则是什么？

β受体阻滞剂减慢心率、减弱心肌收缩力、降低血压，以减少心肌耗氧量。由于个体差异较大，其应用原则是：根据实际情况，因人而异选用，从小剂量开始(首剂多从1/8～1/4目标剂量开始)，根据心率、血压逐渐加量，增加剂量要慢(在3～4周内逐渐增加到目标量)，直到达到满意疗效。维持时间要长，避免突然撤药。

心率是国际公认的β受体有效阻滞的指标，因而剂量确定应以心率为准：要求用药后清晨静息心率降至55～60次/分，不低于55次/分，且无心动过缓的症状(由心跳慢引起的头晕、黑蒙、全身乏力等)，即为达到目标剂量或最大耐受量；严重心绞痛患者如无心动过缓症状，可降至50次/分。

注：①目标剂量，即达到静息心率降至55～60次/分时的药物用量，或称有效剂量。这时的心率降低心肌耗氧、改善心肌缺血的效果最佳。

②需特别注意的是，若用药后出现有症状的严重心动过缓(心率低于

50 次/分)，应减量或暂时停用，而非停药，否则易致心率反跳性增加，有引起病情恶化的风险。

108 冠心病患者常选用哪些 β 受体阻滞剂?

根据对受体的选择性，β 受体阻滞剂分为选择性(对 β_1 受体有更强的亲和力)和非选择性(竞争性阻断 β_1 和 β_2 肾上腺素能受体)2 种。冠心病患者临床首选有高度选择性的 β_1 受体阻滞剂，常用美托洛尔(倍他乐克)、阿替洛尔(氨酰心安)和比索洛尔(博苏、康忻)等。非选择性 β 受体阻滞剂，不良反应多且严重，在冠心病的防治中基本不用。同时具有 α 和 β 受体阻滞性的药物如卡维地洛，在慢性稳定性心绞痛的治疗中也有效。

根据 β 受体阻滞剂的溶解性，可分水溶性和脂溶性 2 种，脂溶性的具有预防猝死的作用，而水溶性的没有，故常选脂溶性的，如倍他乐克、卡维地洛等，主要是倍他乐克，而少用水溶性的阿替洛尔。

临床多用有高度选择性的 β_1 受体阻滞剂美托洛尔和比索洛尔，及同时具有 α 和 β 受体阻滞性的药物如卡维地洛。

109 如何服用美托洛尔(倍他乐克)?

美托洛尔，别名美多心安，常用酒石酸美托洛尔、琥珀酸美托洛尔。商品名倍他乐克、葆同、舒梦等。为中效药物，药物有效作用时间 10～12 小时。

剂型：普通片剂、缓释片、控释片，还有胶囊、注射液。

规格：普通片每片 25 毫克、50 毫克、100 毫克；缓释片 150 毫克；控释片 100 毫克；胶囊 50 毫克；琥珀酸美托洛尔缓释片(商品名倍他乐克缓释片)每片 47.5 毫克(相当于酒石酸美托洛尔 50 毫克)、95 毫克。

用法：口服。

用量：切记剂量应个体化。

一般普通片剂、胶囊 1 次 12.5～100 毫克，1 日 2 次；缓释片、控释片 1 次 50～150 毫克，1 日 1 次。

目标剂量多为 25～50 毫克,1 日 2 次;缓释片 50～150 毫克每日 1 次。但临床也有服用 6.25 毫克即达到目标剂量的。

服用时间:以空腹服用为宜,最好在早晨服用。用普通片为避免夜间睡眠时心率偏慢,第 2 次可选在午餐后 1 小时服用。缓释片可掰开服用,但不能咀嚼或压碎。服用时应该用至少半杯温水送服。

110 如何服用比索洛尔?

比索洛尔,有富马酸比索洛尔、延胡索酸比索洛尔。商品名有博苏、康忻、康可、康克、洛雅、苏莱乐等。为长效药物。

片剂或胶囊,规格每片或每粒 2.5 毫克、5 毫克。

用法:口服。

用量:剂量应个体化。一般起始量 2.5 毫克,1 日 1 次。最大剂量 10 毫克,1 日 1 次。

目标剂量多为 5～10 毫克每日 1 次,临床也有服用 1.25 毫克即达到目标剂量的。

服药时间:建议在早晨空腹或用早餐时服用,用水整片送服。

无医嘱不可改变本药的剂量,切记不可突然中断治疗,应逐日递减剂量。

111 如何服用卡维地洛?

卡维地洛,商品名有金络、络德、达利全等。

剂型有片剂、胶囊,规格每片 6.25 毫克、10 毫克、12.5 毫克、25 毫克。

用法:口服。

用量:存在明显的个体差异。

初始量:1 次 6.25～12.5 毫克,1 日 2 次,2 天后增加至 1 次 12.5 毫克,1 日 2 次。

必要时可继续加量至 1 次 25 毫克,1 日 2 次服用。每次应用新剂量时，需观察患者有无眩晕或轻度头痛1小时。

老年人：1次12.5毫克，1日1次。

用药时间：餐前餐后服用均可，建议晨起早餐后半小时服用。对于充血性心衰的患者必须饭中服用卡维地洛，以减缓吸收，降低体位性低血压的发生。

112 β受体阻滞剂有哪些不良反应？如何避免或减轻？

β受体阻滞剂的不良反应，可由药物本身导致，但更多的副作用产生不是因为药物本身，而是由原发疾病或并发症引起的；此外用药剂量、药物制剂、联合用药以及用药时间等也与副作用的产生相关。常遇到的不良反应有：

(1)体位性低血压：尤其是老年患者，剂量较大时更易发生。

β受体阻滞剂有一定的降压效应，硝酸酯类药、钙离子拮抗剂、血管紧张素转换酶抑制剂等，也有降压效应，若同时服用，则有协同作用。

为避免此不良反应，患者在体位变化时动作应缓慢(不要突然立起)，必要时减少剂量。

(2)心动过缓、传导阻滞：主要是由于药物的负性频率、负性传导所致。这些副作用主要见于用药之前已有窦房结功能和房室结(而不是束支或分支)传导受损的患者，而很少发生于早期静脉用药的急性心肌梗死或口服用药的慢性心力衰竭患者。

可减量用药。

(3)加重外周循环性疾病：本类药物可增加周围血管阻力而使四肢发凉。故可使闭塞性外周血管病的患者肢端苍白、疼痛、间歇性跛行症状加重，发生率为5%～10%，故对雷诺现象、间歇性跛行患者应禁用或慎用本类药物。

(4)心力衰竭加重：主要是由于药物的负性肌力所致。

(5)支气管痉挛：本类药物抑制支气管和血管平滑肌的β受体，使平滑肌收缩，多见于无选择性的β受体阻滞药(如普萘洛尔)，可致支气管痉挛，加重哮喘发作，严重者可导致死亡。因此，一般来说本品禁用于支气管哮喘和慢性阻塞性肺疾病患者。

(6)脂质代谢异常：可干扰血糖、血脂代谢，使血糖、胆固醇、甘油三酯及低密度脂蛋白胆固醇升高，尤其与噻嗪类利尿药合用可使血脂明显升高。

(7)掩盖低血糖症状：由于药物对β受体的阻滞作用使心率下降，可以掩盖早期的某些低血糖的警示症状(震颤、心动过速、心悸)；但其他低血糖体征(如出汗)仍存在。

(8)失眠、多梦、抑郁、眩晕、头痛、头昏、乏力、易疲劳、恶心、呕吐等。部分患者随着时间的推移会逐渐减轻。

(10)其他：肌痛、皮肤反应(如变态反应性皮疹少见，个别患者可出现荨麻疹、瘙痒、扁平苔藓样皮肤反应、银屑样皮肤损害)、阳痿等。

切记：如果医生开了β受体阻滞剂，感觉不舒服时千万不能自行就把药停了，要把自己的不舒服告诉医生，由医生来决定是否可以停药。

113 应用β受体阻滞剂须注意哪些问题？

应用β受体阻滞剂须注意以下问题：

(1)应用β阻滞剂前首先必须评估患者有无禁忌证。肾上腺瘤(嗜铬细胞瘤)患者仅在使用α受体阻断剂后方能服用本药物。

(2)个体对β受体阻滞剂的反应差异较大。不同的患者服用同一药物、同一剂量，血浆浓度可相差数10倍，因此达到目标剂量的药量也可相差较多，如同用比索洛尔，其目标剂量可有1.25毫克、2.5毫克、5毫克、10毫克、15毫克等等。

(3)注意避免β受体阻滞剂的“停药综合征”。参见下述的117问答。

(4)警惕可能发生β受体阻滞剂的“第一剂量综合征”。有些患者虽然平时的心率不慢，但可能存在窦房结功能异常及心脏传导系统障碍，使用β受体阻滞药后，出现心跳过于缓慢，心率低于50次/分，或心脏出现长时间间歇停搏，严重者可出现休克。

(5)需特别注意的是，若用药后出现有症状的严重心动过缓(心率低于50次/分)，应减量或暂时停用，而非停药，否则易至心率反跳性增加，有引起心肌缺血或心绞痛症状频发的风险。

(6)β受体阻滞剂与利尿药合用时，应注意监测血糖和血脂的变化。

(7)戴隐形眼镜者应注意此类药可能会引起眼睛干燥。

(8)由于β受体阻滞剂可能会增加患者过敏的机会或导致过敏反应加重，因此有严重过敏史和正在接受脱敏治疗的患者应小心使用卡维地洛。

(9)应用本类药物治疗时，可能会发生眩晕和疲劳，因此在需要集中注意力，如驾驶和操作机械时应慎用。运动员慎用。

114 合并糖尿病的冠心病患者能用β受体阻滞剂吗？

β受体阻滞剂可干扰血糖、血脂代谢，使血糖、血脂升高；由于药物对β受体的阻滞作用使心率下降，可以掩盖早期的某些低血糖的警示症状（震颤、心动过速、心悸），故许多人对于合并有糖尿病的冠心病患者，畏惧用β受体阻滞剂。

但现在大量的临床研究证实，β受体阻滞剂给合并有糖尿病的冠心病患者带来的益处大于其副作用所引起的后果，应用β受体阻滞剂可以明显降低伴有糖尿病的急性心梗患者的早期死亡率。

非选择性β受体阻滞药（如普萘洛尔）通过抑制胰岛β细胞，使胰岛素分泌减少，对控制血糖不利，且可使组织产生胰岛素抵抗。而目前用于治疗冠心病的是高度选择性β受体阻滞剂，故多无以上不利影响。另外，一般是只有大剂量的情况下，有可能影响血糖代谢。

115 冠心病患者需要服用β受体阻滞剂多长时间？

根据专家共识，患者如果有明确的β受体阻滞剂用药指征，例如存在有症状的心绞痛或既往有心肌梗死病史，则不应停用β受体阻滞剂，即在常规随访的前提下长期终身服用。当然在不同的阶段，病情不同，可以进行剂量调整。

116 什么情况下停用β受体阻滞剂？

β受体阻滞剂不能耐受的少，当治疗3～6个月后仍无疗效，可考虑逐渐停药，一旦患者调整到靶剂量，需维持用药，如病情恶化可减半应用β受体阻滞剂。

117 什么是β受体阻滞剂的“停药综合征”？如何避免？

长期(1～2周或以上)应用β受体阻滞药后如突然停药，可能引起一系列的异常表现：如反射性血压升高、头痛、出汗和心悸、心动过速、心绞痛和心律失常加重，甚至引起急性心肌梗死及猝死。通常在撤药后1～10天出现症状，用药剂量较大时更易发生，这种表现医学上称为“停药综合征”，也称为“反跳”现象。所以说突然停用β阻滞剂是危险的，特别是高危患者。

这是由于长期使用β受体阻滞药后，机体代偿性受体密度上调，停药后突然解除β受体阻滞作用会使受体兴奋性增高，而受体未及时下调，出现增敏或超敏性所致。通常撤药24小时后交感神经敏感性开始增强，6天后达到高峰，以后又逐渐减弱，10～14天后基本恢复正常。

故必须停用β受体阻滞剂时，必须是逐渐减少剂量，整个撤药过程至少2周。一般每3～5日剂量减半，直到完全停药。若出现症状，建议更缓慢地撤药。例如以前是服用比索洛尔5毫克，现在改为2.5毫克，服用半个月后，再改为1.25毫克，再服用半个月，然后停用。

如产生停药综合征，应当及时恢复使用β受体阻滞剂，剂量应等于或大于原先的剂量。

118 β受体阻滞剂与哪些药物有相互作用？

(1)铝盐、消胆胺(考来烯胺)、考来替泊可降低其吸收。

(2)酒精、苯妥英钠、利福平、苯巴比妥和吸烟均可诱导肝生物转化酶，从而降低脂溶性β阻滞剂的血浆浓度和半衰期。

(3)西咪替丁和肼苯达嗪可通过减少肝血流，从而提高普萘洛尔和美托洛尔的生物利用度。

(4)维拉帕米、地尔硫䓬和各种抗心律失常药物可抑制窦房结功能和房室传导，此时使用β受体阻滞剂应谨慎。

(5)β受体阻滞剂和其他降压药联合使用，有累加效应。

(6)吲哚美辛和其他非甾体抗炎药可拮抗β受体阻滞剂的降压作用。

119 使用β受体阻滞剂后，心绞痛没有缓解的原因有哪些？

β受体阻滞剂能够明显减轻大多数患者的心绞痛症状，它改善症状的效果和广泛使用的硝酸甘油类药物是一样的。

临床中，也有部分心绞痛的患者使用所有的β受体阻滞剂，即使静息心率降至55～60次/分，且没有心动过缓症状，也不能十分有效地控制心绞痛，其原因可能为：

(1)存在严重的冠脉阻塞性病变。这类患者即使静息状态下，也发生心绞痛。

(2)过度的负性肌力作用及其导致心脏每搏输出量减少，使左心舒张末压异常升高。

前者是严重的器质性病变，需要介入或外科手术；后者需要药物配伍，削减β受体阻滞剂的这种副作用。

120 治疗心绞痛时，β受体阻滞剂宜和哪些药物合用？

许多心绞痛患者仅需要使用β受体阻滞药便可以得到控制，若最大耐受量的β受体阻滞剂也不能控制者，则与硝酸酯类药物、钙通道阻滞药合用，可以增加疗效，减少每类用药的副作用。

β受体阻滞剂可以对抗硝酸酯类药物以及二氢吡啶类钙通道阻滞药引起的心率加快、心肌耗氧增加的副作用。β受体阻滞剂过度的负性肌力作用及其导致心脏每搏输出量减少，可能导致左室舒张末期容积和压力增加，易发生心衰。这种副作用可以被硝酸酯类药物、二氢吡啶类钙通道阻滞药抵消（硝酸酯类药物扩张静脉降低前负荷，同时扩张冠状动脉侧支，钙离子通道阻滞药可降低心脏后负荷并可抑制运动引起的冠状动脉收缩）。故3种药物的合理应用既可增强抗心绞痛作用，并能获得更佳的血液动力学效果，又可彼此减少药物对机体的不利作用。有人将β受体阻滞剂常与硝酸酯类药物的联合使用，称为完美组合。

121 β受体阻滞剂治疗心绞痛、高血压、心衰时，剂量有什么不同？

一般而言，用于控制心绞痛的β受体阻滞剂的剂量是从中等剂量开始，服药48小时后可以加量，直到心绞痛控制或达到最大耐受量；用于降压治疗的剂量，需要使用相对较高的剂量；治疗心衰时，所用的剂量较小。如倍他乐克治疗高血压时，可用至100～200毫克；用于心绞痛时的剂量为12.5～50毫克；而用于治疗心衰时，剂量可为3.125～25毫克。当然β受体阻滞剂的剂量，有明显的个体差异，要因人而异。

122 美托洛尔、比索洛尔、卡维地洛三者有什么区别？

三者均有减慢心率、降低血压、降低心肌耗氧量、改善心肌缺血、改善心功能的作用，被广泛用于治疗高血压、冠心病、心律失常、慢性心功能不全等。

(1)美托洛尔：相对而言，属于老药，医生熟知它的作用效果、副作用，且价格较低，有助于减轻患者经济负担。另外，它是以亲脂性为主，可以在一定程度上切断交感神经的作用，减少猝死的发生。

(2)比索洛尔：与美托洛尔同属于第2代选择性β_1受体阻滞剂，其特点有：

①比索洛尔为长效制剂，有效作用时间22～24小时，一天只要服用1次就可以。美托洛尔为中效制剂，有效作用时间为10～12小时，1日需要服用2次（美托洛尔控释片，可达24小时）。

②比索洛尔是水脂双溶，也就是说既溶于水，又溶于油，既可以从肝脏中排泄，又可以从肾脏中排泄，这样既适合于肝功能不全的患者，又适合于肾功能不全的患者。对于轻中度的肝或肾功能不全，不会出现蓄积，不需要调整剂量。而美托洛尔是脂溶性的，主要从肝脏中进行分解排泄，对于肝脏功能不全的患者要减少剂量。

③比索洛尔的亲水性和亲脂性相等，对中枢神经系统的副作用相对较轻。

④与美托洛尔相比有较强的 β_1 受体选择性抑制作用，对血糖、血脂无影响或影响小，可用于合并有糖、脂代谢异常的患者。

安全系数高，适合老年人服用。

(3)卡维地洛：是第 3 代 β 受体阻滞剂，作为一种新型的非选择性 β 受体阻滞剂，兼具有 α 受体阻滞作用，在大剂量时还具有钙拮抗作用。

卡维地洛在提高最大运动耐量、心肌保护作用(包括抗心肌缺血和抗氧化作用)、改善心肌收缩力和每搏输出量、改善症状、减少发病率、抗心律失常等方面优于美托洛尔/比索洛尔，尤其是降压效力强。另外，卡维地洛具有独特的抗氧化、清除自由基、抑制平滑肌增值和抗凋亡作用，对血脂、血糖的干扰也较美托洛尔/比索洛尔小。

卡维地洛的 α、β 阻滞作用相等，故起始或加量时易产生体位性低血压。

一般说来，效果可靠，经济实惠用美托洛尔；安全、方便，老年人可用比索洛尔；高血压、慢性心衰的可用卡维地洛。另外，西方国家用卡维地洛多一些，国内用美托洛尔比较普遍，两者之间细微的差别是卡维地洛有一点扩张血管和心率下降的作用，总体疗效是一样的。

第七章

调脂药物

123 什么是血脂异常？有什么危害？

血脂异常主要是指血中总胆固醇(TC)升高、低密度脂蛋白胆固醇(LDL-C)升高、极低密度脂蛋白胆固醇(VLDL-C)升高、甘油三酯(TG)升高，又称高脂血症，但血浆中高密度脂蛋白胆固醇(HDL-C)降低，对人体也有同样的危害，故统称为血脂异常。

血中总胆固醇、低密度脂蛋白胆固醇(坏胆固醇)、甘油三酯等具有致动脉粥样硬化的作用，高密度脂蛋白(好胆固醇)具有抗动脉粥样硬化的作用，血脂异常是我国冠心病发病的重要危险因素，其中低密度脂蛋白胆固醇升高是动脉粥样硬化的病因。

124 什么是调脂治疗？适合哪些冠心病患者？

调脂治疗是指对高密度脂蛋白、胆固醇、甘油三酯这 3 个指标进行调节，以提高高密度脂蛋白，降低胆固醇、LDL-C 和甘油三酯，从而稳定冠状动脉病变处脂质斑块，防止其破裂及斑块继续增大，甚至使脂质斑块消减，明显减少冠心病患者心血管事件的发生率。因此，调脂治疗适用于所有冠心病患者及高危人群。

在临床工作中，多数血脂异常是胆固醇、低密度脂蛋白胆固醇和(或)甘油三酯升高，所以多数人习惯上将调血脂治疗称为降血脂治疗。

125 什么是强化调脂？强化调脂适用于哪些人群？

所谓强化调脂就是指通过使用大剂量的调脂药物，把血清胆固醇或低密度脂蛋白胆固醇水平降低到一般公认的目标水平或更低。

根据美国《成人胆固醇异常防治指南》，强化调脂是指在心血管疾病极高危人群中，通过积极的调脂治疗，使 LDL-C 下降至 1.82 毫摩尔/升以下，以进一步减少心血管事件发生率和死亡率。

即强化调脂适用的人群一定是高危和极高危人群。

高危冠心病患者是指稳定性冠心病(包括稳定性心绞痛、陈旧性心肌梗死、有客观证据的隐匿性心肌梗死或心肌缺血、冠脉介入及冠脉手术后患者)、具有≥2 个危险因素(Framingham 10 年冠心病危险评分＞20％)的患者。

极高危患者是指急性冠脉综合征，糖尿病、代谢综合征、缺血性卒中、腹主动脉瘤和症状性颈动脉病合并血脂增高，又有过冠心病等危症或和还有多重诱发因素的人，例如又吸烟、又喝酒，血脂又高而且在 55 岁以上的男性，属于心血管病极高危人群。

126 如何看待强化调脂？

众多的研究证明，强化调脂可以有效并安全地为患者带来心血管益处，其作用超过或大于其他治疗。所以强化调脂是必要的。但由于部分学者在解读国际大型临床研究结果时，强调用大剂量他汀类调脂药物优于常规剂量，却忽视了大剂量可增加毒副作用的危险。

调脂的主要目的是降低心脑血管事件发生率，而不在于剂量的多少。他汀类药物不具有线性量效关系，剂量增加 1 倍，其调脂疗效仅在原有基础上增加了 5％；但其副作用却呈剂量依赖性，随着剂量的增加肝酶增加。且有研究表明虽然强化调脂可降低心血管事件，但与降低患者死亡率不存在明确的联系。

有研究表明亚洲人群对于他汀类药物更敏感，常规剂量可能达到调脂的目的，肝肾损害高于西方人群。因此，国内众多的专家从国情出发，对为追求提高 LDL-C 降低而一味增大药物剂量持审慎态度。多主张进行他汀类药物治疗，可从较低剂量开始治疗，必要时可适当增加剂量。少数极高危患者可从较大剂量开始，以后再根据治疗情况进行调整。这样的治疗可取得与欧美相同的疗效，同时还具有更好的安全性和耐受性至于经济性。

127 调脂治疗的目标值是多少？

我国血脂治疗的目标值是：

(1)对于高危冠心病患者，要求总胆固醇＜160 毫克/分升(4.14 毫摩尔/升)或低密度脂蛋白胆固醇＜100 毫克/分升(2.58 毫摩尔/升)，开始治疗性生活方式改善。

(2)总胆固醇＞160 毫克/分升或低密度脂蛋白胆固醇≥100 毫克/分升时开始药物治疗。治疗的目标值至少要求总胆固醇＜160 毫克/分升或低密度脂蛋白胆固醇＜100 毫克/分升。

(3)极高危的患者，如急性冠状动脉综合征、合并糖尿病、做了搭桥不戒烟，如果有可能，治疗目标值应该总胆固醇＜120 毫克/分升或低密度脂蛋白胆固醇＜80 毫克/分升。

(4)高危的患者，在用他汀类药物前，不管低密度脂蛋白的水平是多高，在基线水平上(即使基线低密度脂蛋白胆固醇＜100 毫克/分升)，经过他汀治疗后应降低 30%～40%。

128 血脂不高，为什么医生也给开调脂药？

有些冠心病患者的血脂都在化验单的“正常值”范围内，可医生还是为患者开了调脂药。这些患者难免疑惑，其道理何在呢？分析起来，原因有以下几点：

(1)血脂的指标范围因人而异。医院的血脂化验报告单上，只有血总胆固醇高于 6.2 毫摩尔/升才标明为异常。其实，这所标明的是健康人的理想范围,而如同上述的问答可知,冠心患者的标准要求,胆固醇水平处于这种“正常值”范围往往都已经太高了。对于已患冠心病的患者,为了降低再发冠心病或死亡的危险,血脂的理想水平应该是,总胆固醇低于4.14毫摩尔/升,低密度脂蛋白胆固醇要低于2.58毫摩尔/升;而健康人,低密度脂蛋白胆固醇只要不超过4.1毫摩尔/升就可以了。可见,冠心病患者血脂的理想水平要比一般人要求严格得多。

(2)血脂可随病情发生变化。急性心肌梗死、中风急性期、感染性疾病以及心力衰竭等都可能影响血脂水平。在急性心肌梗死发病后12～24小时,低密度胆固醇脂蛋白就开始下降,1周以内降低最多,因此,在此期间抽血化验的血脂水平并非其真实水平,只有等到病情稳定3个月后,血脂水平才恢复到原先的状态。所以,急性期的血脂不高只是一种假象,医生还得根据患者的病情应用他汀类调脂药。

这就是为什么有些冠心病患者血脂不高,医生也要开调脂药的原因。在揭开了这个谜团之后,相信有更多冠心病患者可通过他汀类的治疗而获益。

129 服用调脂药多长时间有效果?

调脂药物使用4～6周后,一般就可以见效,如未达标,可增加剂量或联合用药。达标时间多在药后3～6个月时间。在药物治疗期间,须监测不良反应,包括肝、肾功能,血常规及必要时测肌酶。尤其老年患者应特别注意药物剂量和不良反应。

130 服用调脂药多长时间,才能停用?

许多服用调脂药的患者常问,药物用多长时间就可以停了?我们知道血脂异常是一种慢性疾病,而且其对动脉粥样硬化和冠心病的促进作用是终身存在,且逐步加重;而且停用调脂药后,血脂又会逐渐回升至治疗前的水平。大量的临床研究结果表明,只有长时间的调脂治疗才能获得明显的好处,而且调脂治疗时间越长,患者获得的好处也越大。

所以，服用调脂药物没有疗程的规定，达到调脂目标以后，还需要长期服药维持疗效。除非发生药物的不良反应或血脂太低，否则请不要随意停药或减量。

131 为什么停用调脂药，血脂又会出现反弹？

因为现有的调脂药物都只是在某一环节纠正血脂代谢的异常，如影响脂质的吸收，抑制体内胆固醇的合成，或者促进体内脂质的分解代谢等。一旦停药，药物对体内血脂代谢异常的治疗作用消失，血脂也就会再次升高，逐渐回升至治疗前的水平，这便是所谓的停药后血脂反弹。所以，为了始终有效地降低血脂，预防和治疗冠心病，应该坚持长期服用调脂药物。

目前没有因短期停药而对长期调脂疗效产生不良影响的报道。由于某些原因临时停用调脂药，而不是长期停用时，患者不用担心其他影响。

132 长期服用调脂药安全吗？

在纠正不良饮食习惯的基础上，血脂水平仍未能达到理想状态时，提倡长期甚至终身服用调脂药物。但不少人提出，调脂药有副作用，可能会给身体带来伤害，因此大家对长期服用调脂药物是不无顾虑的。

医学专家已经通过数以万计的患者，进行了服药超过 5 年以上的观察，发现服用他汀类调脂药物能够明显降低冠心病和心肌梗死的发生，并延长了患者的寿命，调脂药物的卓越疗效已得到充分肯定。同时，医生也注意到个别患者的转氨酶（反应肝功能的有用指标）升高，但在减少服用剂量或停药后转氨酶可以下降至正常，并未发生明显的肝功能受损。

调脂药物尤其是他汀类中有 3 种药物（立普妥、舒降之、普拉固）已进入全球销量的 10 大处方药物行列。所以，可以说长期服用调脂药物（主要指他汀类和贝特类药物）是安全的。当然，对调脂药物的副作用仍不可掉以轻心。

133 服用调脂药后出现肝酶异常如何处理呢？

调脂药物经过肝脏代谢，其主要的副作用就是造成肝转氨酶升高。一般认为，ALT/AST 升高达正常值 3 倍以上需停药，必要时可予保肝药物；ALT/AST 升高达正常值 3 倍以下可继续用药治疗，但需密切监测肝功能，或减少剂量后常可使转氨酶下降，当再次增加剂量或换用另一种他汀类药时，转氨酶往往不再升高。

总之，服用调脂药物的人，一律需要监测肝功能。

134 肝功能不好是否也可以用调脂药？

肝脏是人体中最大的解毒器官，肝病患者服用药不当，势必伤害肝脏。对于肝功能受损者，需要权衡服药的利弊，才能作出正确决断。

首先要弄清楚肝功能不好的原因和程度，如果仅仅是转氨酶轻度的升高，不是胆汁淤积性肝病和活动性肝病所致，只要转氨酶不超过正常值上限的 3 倍，又有服用调脂药物的必要，可以服用调脂药物。脂肪肝患者合并轻度的转氨酶升高，当然也可以服用调脂药物。

活动性肝病和胆汁淤积性肝病患者，肝功能不好是威胁其生命的主要矛盾，因此不要服用调脂药物。

135 长期服用降脂药会把血脂降得过低吗？

很多患者担心长期服用降脂药物后会不会把血脂降得太低，反而对身体不利。其实服用降脂药物 1 个月左右，产生最大降脂疗效后，继续原来剂量的服用，一般来说不会使血脂进一步降低，而是稳定维持已达到的最低血脂水平，除非进食量明显减小或者有其他疾病的发生。因此不必担心长期服用降脂药物会使血脂下降过低而带来的伤害。

136 服用调脂药有什么注意事项?

冠心病患者为了达到合理服用调脂药物的目的,下列几点应特别注意:

(1)冠心病患者在开始服用调脂药物的治疗前、治疗期间,都不能忽略饮食节制和多参加体力活动。

治疗性生活方式改变包括:减少饱和脂肪酸(<总热量的 7%)和胆固醇(<300 毫克/天)的摄入、选择能加强降低 LDL 效果的食物,如植物甾醇(2 克/天)和可溶性黏性纤维(10~25 克/天),戒烟,减轻体重,增加有规律的体力活动等。

(2)服用调脂药物前,患者应该清楚自己的血脂异常类型,选择合适的调脂药。

(3)应从常规调脂药物剂量开始,然后根据低密度脂蛋白胆固醇基线水平、治疗目标和患者的治疗效果进行剂量的个体化调整。

(4)选择好服用调脂药物的时间,如他汀类药物多提倡在晚上服用(可使调脂的疗效更好些)。

(5)注意观察药物的不良反应,一旦怀疑发生了与调脂药物相关的不良反应,就应及时到医院咨询医生。

(6)为了达到最佳的临床疗效,调脂药物应长期坚持服用。

137 调脂药有哪些分类?

调脂药物品种繁多,但就其作用机制而言,不外乎干扰脂质代谢过程中某一个或几个环节,如减少脂质吸收或加速脂质的分解或排泄;抑制肝内合成脂蛋白或阻止脂蛋白进入血浆;促进脂蛋白从血清中清除等等,从而达到调血脂、预防动脉粥样硬化发生及病情加重的目的。具体可分为以下 7 类:

(1)他汀类;

(2)贝特类药物;

(3)烟酸类及其衍生物；

(4)胆固醇吸收抑制剂、胆酸螯合剂；

(5)ω-3 脂肪酸；

(6)其他调脂药；

(7)中草药调脂药。

138 如何根据血脂类型，选择调脂药？

如果血脂异常是以胆固醇升高或(和)LDL-C 升高或(和)VLDL 降低为主者，首选他汀类药物。

如果血脂异常是以甘油三酯升高为主者，多首先选用贝特类药物，其他如烟酸、多烯康及脉络康等。

有少数患者的血胆固醇和甘油三酯水平都异常升高，单用一种调脂药物不能达到理想的调脂目标，这时就必须应用两种调脂药，如合用他汀类和贝特类药物等。但要注意两种或多种调脂药物同时使用时，可能会使药物的副作用增加。

第八章

他汀类调脂药

139 什么是他汀类调脂药？主要适用于什么样的人群？

这类药物与3-羟基-3-甲基戊二酸单酰辅酶A(HMG-COA)还原酶结构类似(胆固醇前体)，通过竞争性抑制胆固醇合成的最后调节步骤HMG-COA还原酶的活性，减少内源性胆固醇合成、极低密度脂蛋白分泌而降低细胞内胆固醇水平，并增加低密度脂蛋白受体的数量和活性，加速低密度脂蛋白摄取及分解代谢；减少富含脂蛋白的载脂蛋白B的合成并减少其进入血循环，同时增加富含甘油三酯的脂蛋白清除而降低甘油三酯水平并轻度升高高密度脂蛋白水平。因此，这类药物被称为3-羟基-3-甲基戊二酰辅酶A还原酶抑制剂。由于都有最后一个词缀tatin，音译为“他汀”，故称为他汀类药物。

临床主要适用于高胆固醇血症、低密度脂蛋白胆固醇升高、高密度脂蛋白胆固醇下降的血脂异常人群，对轻、中度高甘油三酯血症的人群也有一定的疗效。此外，这类药物还具有稳定内皮细胞功能、抗炎、抗血栓和稳定动脉粥样硬化斑块的调脂以外的作用。

他汀类是目前已知最强的降低低密度脂蛋白胆固醇的药物，具有确切的防治冠心病和减少死亡率的作用。大量临床研究证实了这类药物用于冠心病一、二级预防的疗效，目前这类药物已经成为冠心病患者的标准治疗。

140 常用的他汀类调脂药有哪些？

他汀类药物分为天然化合物（如洛伐他丁、辛伐他汀、普伐他汀、美伐他汀）和完全人工合成化合物（如氟伐他汀、阿托伐他汀、罗伐他汀、匹伐他汀），是最为经典和有效的调脂药物，广泛应用于高脂血症的治疗。目前临床上常用的他汀类调脂药物主要有阿托伐他汀、辛伐他汀、氟伐他汀、普伐他汀、洛伐他汀、罗伐他汀和匹伐他汀等。

另外，我国研制的中药“血脂康”胶囊、“脂必妥（片、胶囊）”，主要含有洛伐他汀及他汀同系物，因此也可列入他汀类。

141 如何服用阿托伐他汀（立普妥）？

阿托伐他汀，别名阿托伐他汀钙，商品名立普妥（Lipitor）、阿乐、尤佳等。

剂型规格：有片剂、胶囊，每片（粒）10 毫克、20 毫克、40 毫克。

用量：常用起始剂量为 10 毫克，每日 1 次。治疗 2 周内可见疗效，治疗 4 周内可见最大疗效。剂量调整时间间隔应为 4 周或更长。最大剂量为 80 毫克，每日 1 次。长期治疗可维持疗效。老年患者无需改变剂量。

用法：口服。虽然用药不受进餐影响，但多主张每天晚饭后口服。

142 如何服用辛伐他汀（舒降之）？

辛伐他汀，商品名舒降之、辛可、新达苏、理舒达等。

剂型规格：有片剂、胶囊、滴丸，每片（粒）5 毫克、10 毫克、20 毫克、40 毫克。

用量：辛伐他汀所用剂量应根据基础低密度脂蛋白胆固醇水平、合用药物、推荐的治疗目标和患者反应进行个体化调整。

常用起始剂量为 5～10 毫克，每日 1 次。治疗 2 周内可见疗效，治疗 4 周内可见最大疗效。剂量调整时间间隔应为 4 周或更长。最大剂量为

40 毫克，每日 1 次。老年患者无需改变剂量。

冠心病高危人群(冠心病、糖尿病、周围血管疾病、中风或其他脑血管疾病史)的患者，推荐的起始剂量为 20～40 毫克/日。

纯合子家族性高胆固醇血症的患者，也可服用辛伐他汀进行治疗，每日 40 毫克。假使患者的胆固醇仍无降落的趋向，可每天将 80 毫克的辛伐他汀分 3 次服用，即早饭后、午饭后，各服 20 毫克，晚饭后服 40 毫克。

当低密度脂蛋白胆固醇水平降至 75 毫克/分升(1.94 毫摩尔/升)或血浆总胆固醇降至 140 毫克/分升(3.6 毫摩尔/升)以下时，应考虑减少辛伐他汀的服用剂量。

辛伐他汀与环孢菌素同时服用时，治疗起始剂量为 5 毫克/日，辛伐他汀剂量不应超过 10 毫克/日。

辛伐他汀与达那唑、吉非贝齐、其他贝特类(非诺贝特除外)或调脂剂量的烟酸(≥1 克/日)合用，辛伐他汀的剂量不应超过 10 毫克/日。

辛伐他汀与胺碘酮、维拉帕米同时服用时，辛伐他汀的剂量不应超过每日 20 毫克。

严重肾功能不全的患者(肌酐清除率＜30 毫升/分)应慎用辛伐他汀，此类患者的起始剂量应为每日 5 毫克，并密切监测。

用法：口服，晚间空腹一次顿服。

143 如何服用罗伐他汀(克立司脱)？

罗伐他汀，又名瑞舒伐他汀钙片，商品名可定、克立司脱等。

剂型规格：片剂，每片 5 毫克、10 毫克、20 毫克。

用量：常用起始剂量为 5 毫克，每日 1 次。起始剂量的选择应综合考虑患者个体的胆固醇水平、预期的心血管危险性以及发生不良反应的潜在危险性。

需要更强效地降低低密度脂蛋白胆固醇(LDL-C)的患者可以考虑 10 毫克，每日 1 次。作为起始剂量，该剂量能控制大多数患者的血脂水平。如有必要，可在治疗 4 周后调整剂量至高一级的剂量水平。

罗伐他汀每日最大剂量为 20 毫克。

用法：口服。服药不受进食影响，多主张晚餐或睡前服用。

144 如何服用氟伐他汀（来适可）？

氟伐他汀，氟伐他汀钠胶囊，商品名来适可（Lescol）等。

剂型规格：胶囊，每粒 20 毫克、40 毫克。

用量：常规推荐剂量为 20 或 40 毫克，每日 1 次。根据个体对药物和饮食治疗的反应来调整剂量。给药后，4 周内达到最大降低低密度脂蛋白胆固醇（LDL-C）作用。胆固醇极高或对药物反应不佳者，可增加剂量至 40 毫克，每日 2 次。

用法：口服。晚餐时或睡前吞服。服药不受进食影响。

145 如何服用普伐他汀（普拉固）？

普伐他汀，商品名普拉固、美百乐镇、福他宁、富利他之等。

剂型规格：片剂，每片 5 毫克、10 毫克、20 毫克、40 毫克。

用量：成人开始剂量 10～20 毫克，每日 1 次，每日最高剂量 40 毫克。

用法：口服，临睡前服用。服药不受进食影响。

老年患者应考虑高龄引起肾功能降低的可能，应定期检查肾功能，观察患者症状，慎重应用本药。

146 如何服用洛伐他汀（艾乐汀）？

洛伐他汀，商品名艾乐汀、俊宁、美降之、美调脂、罗华宁、洛特、洛之特、明维欣等。

剂型规格：片剂、胶囊。每片（粒）20 毫克。

用量：成人开始剂量 10～20 毫克，每日 1 次，每日最高剂量 80 毫克。

用法：口服，晚餐时服用。

147 如何服用匹伐他汀(冠爽)?

匹伐他汀钙,商品名冠爽、利维乐、力清之等。

剂型规格:片剂,每片 1 毫克、2 毫克。

用量:成人开始剂量 1~2 毫克,每日 1 次,每日最高剂量 4 毫克。

用法:口服,晚餐后服用。

148 哪些患者应禁用、慎用他汀类调脂药?

(1)对于本类药物所含的任何成分过敏者,应禁用。

(2)有活动性肝病、血清转氨酶持续升高超过正常上限 3 倍且原因不明者,应禁用本类药物。

(3)禁用于孕期、哺乳期及任何未采取适当避孕措施的育龄妇女。

(4)过量饮酒,曾有肝脏疾病史、肌肉疼痛病史的患者使用时,应谨慎。

149 他汀类调脂药物有哪些不良反应?

同其他药物一样,总体不良反应发生率不高,但个别患者服用他汀类药物后也有各种不良反应:

(1)胃肠道反应:他汀类药物用药期间少数患者可出现恶心、呕吐、食欲减退、腹胀等消化系统症状,症状多与用药剂最有关。多为轻度,药物减量或停药后或继续用药一段时间后,消化道症状可减轻或消失。

(2)肝脏损害:他汀类药物主要通过肝脏细胞 CYP4503A4 代谢,可导致剂量依赖性、无症状的转氨酶升高。可产生肝毒性。多发生在开始用药后的 3 个月内。如服药后有肝酶升高应查找原因,未达正常上限的 3 倍不需要立即停药,但需在近期复查肝功能,并服用保肝药物。如果持续升高大于正常上限的 3 倍应停药,停药后肝功能损害尚可逆。但要检测肝功能至恢复正常。他汀类药物引起肝衰竭临床罕见。

(3)神经系统症状:他汀类药物引起神经系统变化较少见,可出现头痛、失眠、健忘、视觉障碍、眩晕、感觉异常、感觉迟钝、衰弱、疲劳、味觉障碍、视觉障碍、耳鸣、听力受损等。

(4)肌肉肌病:他汀类药物治疗期间可能引起的肌病中最常见的为肌痛,指肌肉疼痛或肌无力,其肌酸激酶(CK)正常。严重的不良反应是肌炎,定义为肌肉疼痛、无力。以四肢近端肌肉明显,伴CK升高,若CK>10倍以上,则表明发生了横纹肌溶解症。肌肉症状不能耐受者无论CK水平如何,均应停用他汀类药物。CK增高但无肌无力症状者可进行临床观察,但CK>5倍以上应停用他汀类药物,及时停药后肌病还是可以逆转的。一旦发生横纹肌溶解症,病情凶险,可出现急性肾功能不全、酸碱失衡、电解质紊乱、DIC、休克等,处理上除立即停药外,还需要补充血容量、利尿,增加肾小球滤过率,如进行性肾功能不全,则需要血液透析治疗。

(5)其他:有变态反应、皮疹、瘙痒、外周水肿、血小板减少症、脱发、高血糖症、低血糖症、胰腺炎、阳痿、男子乳腺发育、体重增加等。

为避免严重不良反应,需要定期检测肝功能、CK、血脂水平,首次服用他汀类药物后1个月检查1次,其后每2～3个月检查1次。若降至理想水平并得以保持,则半年至1年检查1次。

150 如何预防他汀类调脂药的不良反应?

为了预防他汀类药物相关不良反应的发生,应减少或者避免下列的危险因素:

(1)高龄(尤其大于80岁)患者,女性多见;

(2)体型瘦小、虚弱;

(3)多系统疾病(如慢性肾功能不全,尤其是糖尿病所致的慢性肾功能不全);

(4)围手术期;

(5)剂量过大;

(6)合用下类特殊的药物或饮食,如贝特类(尤其是吉非贝齐)、烟酸

(罕见)、环孢菌素、吡咯类抗真菌药、红霉素、克拉霉素、奈法唑酮(抗抑郁药)、维拉帕米、胺碘酮和大量西柚汁及酗酒(疾病的非独立易患因素)。

必须合用时,可考虑降低他汀类药的剂量,或可改用其他无或很少相互作用的同类药物,例如用罗红霉素、阿奇霉素替代红霉素、克拉霉素;用特比萘芬替代酮康唑、伊曲康唑;用帕罗西汀、文拉法辛、米氮平替代氟西汀、氟伏沙明、奈法唑酮和舍曲林;用法莫替丁、雷尼替丁替代西咪替丁等。

当必须使用红霉素、克拉霉素等进行短期治疗时,可结合临床暂时停用辛伐他汀或阿托伐他汀。同时建议对这些患者进行适当的临床监测。

151 服用他汀类药应注意些什么?

服用他汀类药的注意事项,有一些是普遍性的,如先看药物说明书,药物的生产日期和保质期,妥善保管好药物等。更为重要的是,服用他汀类药还有一些特殊的注意事项,必须引起重视。

(1)了解患病情况。是否合并有肝肾功能不全、甲状腺功能减退症等其他疾病;是否合用其他药物,如贝特类调脂药、烟酸、环孢霉素、抗真菌药、红霉素和克拉霉素、维拉帕米、胺碘酮等药物;是否酗酒,大量饮用柚子汁;是否刚做了大手术;是否有药物说明书上所列禁忌证;是否已将上述情况告诉了医生。有这些情况并非就绝对不能服用他汀类,但有增加发生副作用的危险,应请医生根据病情选用。

(2)肝脏损害是他汀类调脂药最常见的副作用之一,开始治疗前应做肝功检查并定期复查。患者出现任何提示有肝脏损害的症状或体征时应检查肝功能。转氨酶水平升高的患者应加以监测直至恢复正常。如果转氨酶持续升高超过正常值3倍以上,建议减量或停用。

(3)他汀类调脂药常见的副作用还可能影响骨骼肌,引起肌痛、肌炎和肌病,可能进展为威胁生命的横纹肌溶解症。在开始他汀类调脂前,需抽血化验肌酸激酶,了解基础值,并保管好化验单。

应嘱咐患者及时报告原因不明的肌肉疼痛、抽筋、不适或无力,棕褐色小便等。一旦有这些情况,提示有发生肌病的可能,应当引起重视,立即看医生,抽血化验肌酸激酶,再与上次的化验值进行对比,决定处理。

(4)服药时间。他汀类药物宜晚上服用,这样可以获得最好的调脂效果。有人比较了不同时间服药的疗效,观察到服用相同剂量的他汀类药物,晚上服药所产生的胆固醇降低幅度较白天服药大。这是因为人体合成胆固醇在夜间最活跃,而他汀类主要是通过限制胆固醇的合成起作用的,因此晚上服用效果最好。

(5)复查血脂,调整剂量。通常服用他汀类药物 4～6 个星期以后,低密度脂蛋白胆固醇就可以稳定下降。因此,在服药 1 个月后,可复查血脂,了解血脂是否达标。若已达标,可按原剂量继续服用;若尚未达标,则常需调整剂量,或考虑合用其他调脂药物。当然,这应在医生指导下进行,根据病情再调整剂量,以便血脂长期维持在理想水平。如果盲目增大剂量,其调脂效果并不一定明显提高,反而增加副作用。

152 他汀类调脂药不宜与哪些药物一起应用?

在他汀类药物不良反应中,有 1/2 以上是由他汀类药物与其他药物相互作用所致。了解他汀类药物与其他药物的相互作用,合理选用同类药品,有助于避免严重不良反应事件的发生。

(1)环孢菌素、秋水仙碱、地尔硫䓬、维拉帕米、克拉霉素、红霉素、咪唑类抗真菌药、苯妥英钠、苯巴比妥、利福平、曲格列酮:在应用他汀类药物治疗期间,与上述药物合用可增加发生肌病的危险性,极罕见情况下,可导致横纹肌溶解、肌红蛋白尿,继发肾功能不全。应权衡利弊评价风险,在医师的指导下应用。

(2)华法林:合用时凝血酶原时间在最初几天内轻度下降,2 周左右后恢复正常。服用华法林的患者加服本药物时应严密监测。

(3)与其他的调脂药物联合使用时

①烟酸:据报道,烟酸与洛伐他汀、普伐他汀、辛伐他汀可发生药物相互作用导致横纹肌溶解,特别是烟酸每天剂量≥1 克合用时,发生肌病的危险性增大。而阿托伐他汀、氟伐他汀与烟酸无相互作用。

②依哲麦布:合用可能增加肌病的危险性。

③吉非贝齐:单独应用贝特类药物有时与肌病的发生有关,与阿托伐他汀合用,发生肌病的危险性可能增加。

④考来替泊(消胆胺):合用时,阿托伐他汀及其活性代谢产物的血浆浓度下降。但二药合用的调脂效果可能增强。

(4)口服避孕药:合用时炔诺酮和乙炔雌二醇的血浆浓度增高。选用口服避孕药时应注意其浓度增高。

(5)柚子:影响阿托伐他汀及其代谢产物活性,建议服用阿托伐他汀患者不应同时食用柚子或摄入大量柚子汁。

153 各种他汀类调脂药有什么区别?

(1)洛伐他汀,系第1代产品,下降血中胆固醇的强度与普伐他汀相似,副作用较明显,但价格低廉。

(2)辛伐他汀,系第2代产品。它下降血中胆固醇的强度较洛伐他汀强,可用于治疗伴有心绞痛的高胆固醇血症的患者。值得注意的是辛伐他汀不宜与四氢萘酚类钙通道阻滞剂米贝地尔合用。

(3)普伐他汀,系第2代产品。它在降低胆固醇、甘油三脂的临床效果方面,除降胆固醇外,还有抗炎作用,可用于急性冠脉综合征早期。

(4)氟伐他汀,第3代产品。在各种他汀类药物中,氟伐他汀的风险最低。这是因为氟伐他汀主要通过CYP2C9进行代谢(而辛伐他汀、阿托伐他汀、洛伐他汀等是通过CYP3A4代谢的),该酶较少受到环孢菌素以及贝特类药物、烟酸、钙离子拮抗剂、氯吡格雷、地高辛等常用心血管药物的影响,因此氟伐他汀与上述药物相互作用较少,联合应用有更好的安全性。患者不能达到血脂控制目标而需要增加他汀类药物剂量时,氟伐他汀将会是一个有效且安全的选择。另外,它还有抑制血小板聚集和改善胰岛素抵抗的作用。

(5)阿托伐他汀,第3代产品。它是一种新合成的他汀类调脂药物,副作用较小,与其他他汀类药物相比,在与别类调脂药物联合应用时,其不良反应的发生率最低。而且调脂作用较强,用小剂量的阿托伐他汀,即能显著地下降血中胆固醇的浓度。在降低胆固醇、甘油三酯的临床效果方面，阿托伐他汀优于普伐他汀。

(6)罗伐他汀(瑞舒伐他汀)，第3代产品。与现有的其他他汀类药物不同的是，它在各个剂量下都能显著升高高密度脂蛋白胆固醇水平；能更大幅度地降低低密度脂蛋白胆固醇水平，能使更多患者的低密度脂蛋白胆固醇水平达到控制目标。

与普伐他汀一样，罗伐他汀不经过肝脏P450细胞色素酶系统氧化代谢，可用于肝功能不好的冠心病患者。

(7)匹伐他汀是第3代他汀类药物，具有高效(1毫克起效)、安全(不与其他常规药物竞争代谢)等特点，是目前调脂疗效最强的药物，与罗伐他汀并称为“超级他汀”。

上述这些药物的调脂作用和安全性等彼此之间并无非常显著的差别，但各自的用量、效价比则有不同，患者需请医生根据病情选用。

154 血脂康有何作用？

血脂康是调节血脂的常用中成药，它以特制红曲为原料，运用现代生物技术发酵而成，有效成分包括了以洛伐他汀为主的多种天然他汀类物质，还含有不饱和脂肪酸、甾醇类物质、生物碱和少量黄酮类物质等多种成分。含洛伐他汀20毫克/克以上。

其功效为祛痰除湿，活血化瘀，健脾消食。

主要用于脾虚痰瘀阻滞证的气短、乏力、头晕、头痛、胸闷、腹胀、食少纳呆等；可用于高脂血症，及由高脂血症、动脉粥样硬化引起的心血管疾病的辅助治疗。

近年来，血脂康主要用于冠心病二级预防。

155 如何服用血脂康？

血脂康胶囊，每粒装0.3克。

用法用量：口服，1次2粒，每日2次，早晚饭进餐后服用。

轻、中度患者1日2粒，晚饭进餐时或餐后服用。

156 应用血脂康有哪些注意事项?

血脂康主要作用成分是他汀,因此其使用范围、使用禁忌、使用注意事项,也同他汀类药物,切不可将血脂康认为是中成药,无不良反应。

157 如何服用脂必妥(片、胶囊)?

脂必妥同血脂康,也是以红曲等自然药物为原料组成。其功效主治、使用注意事项、不良反应等同血脂康。

规格每片(粒)重0.35克。

用法用量:成人每次口服3片(粒),每日2次。

早、晚饭后服用。

第九章

贝特类药物

158 “贝特类”调脂药有什么作用？适用于哪些人群？

贝特类调脂药也就是苯氧芳酸类调脂药。其多数药物的译名中含有“贝特”二字，故常将此类调脂药物称之为“贝特类”调脂药。

它们可通过增强脂蛋白脂酶的活性加速脂蛋白的分解，同时也能减少肝脏中脂蛋白的合成，从而降低血脂。这类药物的突出作用是显著降低甘油三酯(TG)。研究表明，贝特类调脂药除了主要通过纠正血脂异常来发挥抗动脉粥样硬化作用之外，还能通过防止血液凝固、促进血栓溶解、减少动脉粥样硬化性炎症等调脂外的途径来发挥抗动脉粥样硬化作用。

在临床上，此类药物主要适用于高甘油三酯血症或以甘油三酯升高为主的混合型高脂血症人群，也常用于动脉粥样硬化患者的预防和治疗。

159 现有的贝特类调脂药有哪些？

贝特类调脂药有许多，主要包括：非诺贝特、吉非贝齐(商品名诺衡、康利脂、吉非罗齐等)、苯扎贝特(必调脂、阿贝他、脂康平、必利脂等)、环丙贝特、益多酯(多利平脂、羟乙茶碱安妥明等)和氯贝特(安妥明、冠心平)。由于大规模临床试验证实氯贝特增加死亡率，近年已基本停用。

目前常用非诺贝特(Fenofibrate)，疗效较好，副作用较少。其他贝特类已较少使用。

160 如何服用非诺贝特?

非诺贝特,中文别名恩脂舒,商品名有力平之、立平脂、利必非、瑞妥舒、力邦施泰宁等。

剂型有片剂、胶囊、微粒化胶囊等。

非诺贝特片(3)0.16 克/片。1 日服用 1 片,药片在进餐期间整片吞咽。

非诺贝特胶囊(2)0.1 克/粒、0.2 克/粒。口服,1 日 1 次,1 次 0.2 克,与餐同服。

非诺贝特缓释胶囊,0.25 克/粒。口服,1 次 0.25 克,1 日 1 次。

非诺贝特片、胶囊,0.1 克/片(粒)。口服,1 次 0.1 克,1 日 3 次;维持量 1 次 0.1 克,1 日 1～2 次。与餐同服。

非诺贝特(微粒化)胶囊,0.2 克/粒。1 次口服 0.2 克,1 天 1 次。与晚餐同服。

治疗 2 个月,无效停服。

161 贝特类药物的主要副作用有哪些?

贝特类药物副作用少,仅少数患者发生,但随着用药患者绝对数的增加,发生不良反应的几率也会随之增多。主要的副作用如下。

(1)最常见的不良反应为胃肠道不适,多为轻微的恶心、腹泻和腹胀等,通常持续时间短暂,不需停药。

(2)偶见皮肤瘙痒、荨麻疹、皮疹、脱发、头痛、失眠和性欲减退等。这些反应一般也很轻,多见于服药之初的几个周之内,不需停药也可自行消失。个别症状明显者应减少剂量或停药。

(3)长期服用贝特类时,应该警惕药物引起的肝、肾功能损害。

(4)个别患者服药后可能发生药物性横纹肌溶解症,表现为肌肉疼痛、无力,有时还有肌肉抽搐。

(5)贝特类可使胆结石的发生率升高。

(6)个别患者服药后白细胞、红细胞和嗜酸性粒细胞可能减少，定期检查血常规有助于早期发现这些异常改变。

162 服用贝特类药物时应注意些什么？

贝特类是目前临床上常用的调脂药物，在服用这类药物时，医生和患者应该注意下列几点：

(1)贝特类的主要作用是降低甘油三酯。所以，对于严重高甘油三酯血症患者是首选的调脂药物。

(2)贝特类的副作用少见，但少数患者的肝功能可发生损害，极少数可引起肌肉病变，表现为肌肉疼痛、肌肉抽搐、乏力等。因此，长期服用贝特类调脂药物治疗时，应定期复查肝功能及肌酶(CK)水平，如有明显异常，应及时减低服药剂量或停药。

(3)此类药有增强抗凝剂(如肝素、低分子肝素或华法林等)药效及升高血糖的作用，若同时服抗凝药或降糖药时，应注意调整药物的剂量。

(4)与他汀类调脂药物联合应用，发生肝肾损害和横纹肌溶解症的危险便会明显增加。

(5)有肝脏和肾脏病、胆结石或胆囊炎等胆道疾病的患者应谨慎用药。

(6)孕妇、哺乳期妇女及有严重肝肾功能损害者禁用贝特类药物。

第十章

烟酸类及其衍生物

163 烟酸类及其衍生物调脂作用的机制是什么？适用于哪些人群？

此类药物一方面可使脂肪组织的脂解作用减慢，另一方面还能在辅酶 A 的作用下与甘氨酸合成烟尿酸，从而扰乱胆固醇的合成。因此，烟酸类及其衍生物可用于治疗高甘油三酯血症及以甘油三酯升高为主的混合性高脂血症。

适用于甘油三酯明显升高、高密度脂蛋白胆固醇水平降低、低密度脂蛋白胆固醇正常或轻度升高的患者。

烟酸升高高密度脂蛋白胆固醇的作用强于其他类调制药物，最高可达 30%。可与他汀类调脂药物合用治疗混合性血脂异常。

对单药治疗无效的高甘油三酯血症，可将烟酸类或烟酸衍生物与贝特类合用。

164 常用的烟酸类及其衍生物有哪些？

烟酸类及其衍生物包括烟酸、烟酸缓释剂及烟酸衍生物阿西莫司等。由于烟酸的副作用较大，调脂治疗强度较小，故临床上已经很少有人应用。

165 阿西莫司有什么特点？如何服用？

阿西莫司又叫氧甲吡嗪，商品名有乐脂平、益平、乐知苹等。

阿西莫司为烟酸衍生物，是一种平安、有用的调脂药物，还有以下特点：

①具有下降患者空腹血糖的作用。而且，它不影响降糖药物的药效。因此，阿西莫司可用于由糖尿病引起的高脂血症患者。

②阿西莫司不影响人体内尿酸的代谢。因此，它也可用于治疗伴有高尿酸血症的高脂血症患者。

剂型胶囊，规格 0.25 克/粒。

用法：成人每次服 0.25 克，每日服 2～3 次，进餐时或餐后服用。

166 阿西莫司有哪些副作用？

最多见的副作用是服药后面色潮红，可伴随皮肤瘙痒、头昏、心悸、气短、出汗和畏寒等。多在治疗初期出现，但大多数人坚持继续服药 2～6 周后，这些不适可以减轻或消失。部分患者不能忍受这种副作用以致停药。

此外，可引起和加重胃和十二指肠溃疡。还可出现变态反应，如皮肤斑疹、荨麻疹、哮喘样呼吸困难等。

167 使用阿西莫司有哪些注意事项？

对本药成分过敏、消化性溃疡、活动性肝病、妊娠及哺乳期妇女，禁用。

长期服用本药者，应定期查血脂、肝肾功能。

第十一章

其他调脂药

168 什么是胆酸螯合剂？

胆酸螯合剂具有降血脂作用，它可以阻止肠道对胆酸及胆固醇的吸收。同时，它还有促进胆酸和胆固醇随粪便排挤、促进胆固醇降解的作用。因此，胆酸螯合剂只有下降血中胆固醇的作用。它对任何类别的高甘油三酯血症患者及纯合子家族性高胆固醇血症患者无效。

胆酸螯合剂包罗考来烯胺(消胆胺)、考来替泊、地维烯胺等。此类药物的副作用较大，平常的患者难以耐受。因此，胆酸螯合剂只是用于对他汀类药物治疗无效的高胆固醇血症的患者。

169 什么是胆固醇吸收抑制剂？为什么常配合他汀类药使用？

临床主要使用的依折麦布(Ezetimibe，Zetia)，选择性地强效抑制胆固醇和植物甾醇的吸收，以及使肝脏胆固醇的贮量降低，从而增加血液中胆固醇的清除；通过增加低密度脂蛋白胆固醇的分解代谢降低胆固醇水平。

单用即可降低低密度脂蛋白胆固醇。

他汀+胆固醇吸收抑制剂联合是最佳选择，两种药物双重阻止胆固醇的合成与吸收，不但调脂力度明显增强，而且避免了单用他汀引起的反馈性胃肠道胆固醇吸收增加及大剂量他汀类药物潜在的不良反应。避免了单用胆固醇吸收抑制剂，肝脏合成胆固醇的数量可能会继发性增加。

170 如何服用依折麦布？

依折麦布片，商品名益适纯。

剂型片剂，规格每片10毫克。

常用剂量：每日1次，每次10毫克，可空腹或与食物同时服用。

171 依折麦布有哪些副作用？

依折麦布治疗过程中不良反应少见且轻微，其发生率与安慰剂相似，较为常见者包括头痛、腹痛、腹泻、恶心，一般无需特殊处理，少数患者可出现肝酶和肌酶升高。多不影响继续治疗。

172 使用依折麦布有哪些注意事项？

(1)使用本品前，患者应该进行合理饮食控制。

(2)禁用于已知对此药及其添加剂过敏者以及活动性肝病患者。

(3)不推荐妊娠和哺乳期妇女服用依折麦布。

173 ω-3脂肪酸有什么作用？

ω-3脂肪酸主要是指二十碳五烯酸和二十二碳六烯酸。深海鱼油中含有较为丰富的ω-3脂肪酸。ω-3脂肪酸主要通过抑制肝内脂质的合成，及促进胆固醇从粪便中的排泄而发挥其调脂效应。ω-3脂肪酸对血中的胆固醇及甘油三酯均有一定的下降作用。而且，它还具有防止动脉硬化及下降血液的黏稠度，防备血栓形成的作用。因此，ω-3脂肪酸更实用于伴有高脂血症的冠心病及脑血栓病的患者。ω-3脂肪酸的调脂作用低于他汀类药物及贝特类药物。

此类药物的副作用较少，但价钱昂贵。国内已生产并用于临床的此类药物并不多，常用的此类药物和保健品有多烯酸乙酯、深海鱼油等。

174 如何服用多烯酸乙酯？

多烯酸乙酯，又叫多烯酸胶丸、鱼油、ω-3 多烯脂肪酸等。商品名有脉乐康、多烯康、都喜康、鱼油烯康等。

剂型胶丸，规格 0.25 克。

用法用量：成人每次口服 1～2 粒，每日服 3 次。

175 使用多烯酸乙酯要注意什么？

有出血性疾病者禁用。

不良反应较少，大剂量时可有恶心、腹胀等消化道症状。

176 弹性酶片有什么作用？适用于哪些人群？

弹性酶片为一肽链内切酶，能增强脂蛋白酯酶活性，阻止胆固醇的体内合成，并可加快胆固醇在体内分化为胆酸，促进胆固醇从胆汁中排泄，而降低胆固醇、低密度脂蛋白胆固醇，阻止脂质向动脉壁沉积；能分解掉动脉硬化灶中变性、老化的弹性蛋白并促进新的弹性蛋白合成，而使血管壁的弹性保留正常。它只对血中的胆固醇浓度有一定的下降作用，而不会下降血中的甘油三酯浓度，且下降血中胆固醇浓度的作用弱于他汀类药物。

弹性酶片可辅助用于治疗高脂血症、糖尿病、动脉硬化等疾病。

177 如何服用弹性酶片？它有哪些不良反应？

弹性酶片为肠溶片，每片 150 单位、300 单位。

用法用量：成人 1 次口服 300～600 单位，1 日 3 次，饭前服用。

本品为肠溶片，应整片吞服，以防药物在胃中被破坏。

此药不良反应较低。偶见过敏，可出现轻度胃肠症状，如腹胀、食欲不振等，偶见肝区痛、口干、嘴唇发麻。轻症无需治疗，可自愈。

178 泛硫乙胺有什么作用？适用于哪些人群？如何服用？

泛硫乙胺胶囊，商品名潘特生、潘托新。

泛硫乙胺作为辅酶 A 的前驱物质，能使蛋白质代谢异常改善，并有改善血管壁脂质代谢异常和改善血小板功能异常的作用。它可加快脂肪酸在肝和主脉壁中的β氧化历程，而起到调脂的作用。它对血中的胆固醇及甘油三酯均有确定的下降作用。但其调脂作用低于他汀类药物和贝特类药物。

用于预防及治疗高胆固醇血症，动脉粥样硬化，脂肪肝，冠心病。

规格每粒 0.1 克。

用法：成人 1 次口服 0.1～0.2 克，1 日 3 次。

泛硫乙胺的副作用较小，少数病例出现软便，停药后即可恢复正常。而且，尚未发现此药有损害肝肾功能的副作用。故泛硫乙胺可用于伴有糖尿病的高脂血症患者。

179 普罗布考有什么作用？适用于哪些人群？

普罗布考又译为普罗布克，又名丙丁酚。能促进低密度脂蛋白分解代谢，降低血浆胆固醇浓度；改变高密度脂蛋白亚型的性质和功能，增加载脂蛋白 E 合成，促进胆固醇转运，有利于胆固醇从病变的动脉壁清除；阻止低密度脂蛋白氧化修饰，抑制粥样斑块泡沫细胞的形成。不仅可阻止动脉粥样硬化病变进展，而且可促进病变消退。

用于高胆固醇血症及家族性高胆固醇血症人群。

但由于明显降低 HDL 和可能发生严重的不良反应，目前临床上已较少使用。

常见的副作用包括恶心、腹泻、消化不良等，可引起嗜酸性粒细胞增多、血尿酸水平升高。严重的副作用包括引起 Q-T 间期延长和恶性心律失常。

180 服用中草药调脂应注意些什么？

近年研究证明，许多中药都具有降低血脂的作用，它们通过抑制脂肪的吸收、合成，促进脂肪的排泄，以及降低胆固醇和甘油三酯的含量，从而发挥降血脂的疗效。目前用于降血脂的中成药不下 10 余种。在服用中草药进行调脂治疗时，务请注意以下几点：

(1)应在医生的推荐和指导下用药，切勿偏信广告宣传和道听途说，自行购药服用，以免延误治疗和浪费钱财。有一些纯属保健品之类的中草药，更不能顶替调脂药品服用。

(2)服药 6～8 周后复查血脂，如血脂较用药前无明显下降，或血脂下降不能达到所要求的标准，则应请医生调整用药。

(3)冠心病患者，特别是已患心肌梗死和心绞痛的患者，作过冠脉球囊扩张术、安装支架与冠脉手术的患者，以及合并糖尿病和高血压等疾病者，最好在医生的指导下用药。

(4)部分调脂的中成药中，可能掺加有西药调脂药，应注意复查肝功能等。

第十二章

钙离子拮抗剂

181 钙离子拮抗剂治疗冠心病的机制是什么？

钙离子拮抗剂又称钙通道阻滞剂，能抑制钙离子进入细胞内，抑制心肌细胞兴奋-收缩耦联中钙离子的利用，因而抑制心肌收缩，减少心肌氧耗；能扩张冠状动脉，解除冠状动脉痉挛，改善心内膜下心肌的供血；能扩张周围血管，降低动脉压，减轻心脏负荷；还降低血黏度，抗血小板聚集，改善心肌的微循环；某些钙拮抗剂还能减慢心率；可以改善运动耐量，能增加患者耐力及缓解症状。

182 钙离子拮抗剂适用于哪些冠心病人群？

(1)可用于稳定型心绞痛人群的治疗。一般认为它们与β受体阻滞剂具有相同的效果，特别适用于某些有β受体阻滞剂禁忌的情况，例如哮喘、慢性气管炎及外周血管疾病等。

(2)对变异性心绞痛或以冠状动脉痉挛为主的心绞痛患者，钙离子拮抗剂是一线药物。

变异性心绞痛多于凌晨发病，心电图 ST 段抬高，可导致急性心肌梗死、恶性心律失常甚至猝死，但冠状动脉造影不一定有严重病变。治疗应使用药效能覆盖 24 小时的长效钙离子拮抗剂，同时避免使用β受体阻滞剂。

(3)地尔硫草和维拉帕米能减慢房室传导，常用于伴有心房颤动或心房扑动的心绞痛患者。这两种药不应用于已有严重心动过缓、高度房室传导阻滞和病态窦房结综合征的患者。

(4)合并高血压的冠心病患者可将长效钙拮抗剂作为初始治疗药物。大量研究结果表明：

①硝苯地平控释片可安全用于慢性冠心病患者，不会增加心梗或死亡率；

②硝苯地平控释片有益于冠心病患者，能显著减少部分临床事件；

③合并高血压的心绞痛患者使用硝苯地平控释片能显著获益。

183 钙离子拮抗剂不适用于哪些冠心病人群?

(1)禁用于钙离子拮抗剂过敏的患者。

(2)禁用于妊娠、哺乳期妇女。

(3)慎用于低血压、心衰患者。

(4)慎用于胃肠道梗阻、肝功能损害人群。

(5)心动过速者慎用二氢吡啶类钙离子拮抗剂如硝苯地平；心动过缓者，慎用非二氢吡啶类钙离子拮抗剂如维拉帕米、地尔硫草。

(6)本药可能影响驾驶或操纵机器能力，驾驶员、操作机器人员也应慎用。

(7)不稳定心绞痛患者不用硝苯地平。

184 钙离子拮抗剂有哪些不良反应?

钙离子拮抗剂最常见的副反应如下。

(1)由于其扩血管作用引起的水肿、头痛、低血压。

①水肿：轻者足、小腿肿胀感，重者出现胫前、踝部按之有凹陷性水肿，晨起水肿较轻，下午、夜间水肿明显。减少剂量或停用药物，水肿可消退。

②头胀、头痛、眩晕、乏力、颜面潮红、嗜睡等。一般均可耐受。在长

期用药过程中，经血管自动调节机制，可逐渐消失。

③低血压。与多数降压药合用具有协同降压作用。

(2)心慌

①心动过速：常见于用二氢吡啶类钙离子拮抗剂硝苯地平，系血管扩张所致的反射性心搏加速的临床表现。加用β受体阻滞剂可防止二氢吡啶类钙离子拮抗剂引起的心动过速和交感神经活化。新一代钙离子拮抗剂氨氯地平，具有持久的降压作用，而不引起交感神经活性上升，因而不诱发心动过速。

②心动过缓：非二氢吡啶类钙拮抗剂维拉帕米、地尔硫䓬有降低心率和抑制心肌收缩力的副作用，可引起心率减慢。在与β受体阻滞剂合用或存在基础的窦房结、房室结功能障碍时易发生，一旦出现应停药或减少用药剂量。对存在窦房结、房室结病变的患者，禁止使用维拉帕米、地尔硫䓬。不宜与β受体阻滞剂联用。

(3)消化系统：偶有胃内不适，便秘、腹痛、厌食或食欲减退、恶心、呕吐，极少见口干、腹泻。

(4)其他：偶见关节痛、胸痛，黄疸，肝肿大，药疹，牙龈增生，男性乳房女性化，阳痿，血清谷丙转氨酶、碱性磷酸酶升高等。

(5)偶尔可引起心绞痛恶化。

(6)停药后可能加重心肌缺血，出现“停药综合征”。

185 常用的治疗冠心病的钙离子拮抗剂有哪些？如何选用？

常用的治疗冠心病的钙离子拮抗剂主要有非二氢吡啶类钙离子拮抗剂维拉帕米、地尔硫䓬；长效二氢吡啶类钙离子拮抗剂硝苯地平缓释片、氨氯地平、非洛地平等。

二氢吡啶类钙离子拮抗剂扩血管作用明显，降压效果较好，对于伴有高血压、心率偏慢的稳定性冠心病患者，最为适合；非二氢吡啶类钙离子拮抗剂可减低心肌收缩力、减慢心率，适用于心率快而心功能较好的患者。

186 为什么治疗冠心病，不宜用普通硝苯地平片（心痛定）？

心绞痛发作主要是心肌缺血、缺氧和心肌耗氧量增加。此时控制发作，应当选择既能增加心肌供血、供氧，又能降低心肌耗氧量的药物。尽管心痛定具有较强的扩张动脉血管作用，可增加心肌供血与供氧，但它同时能引起反射性心率加快和心肌收缩力增强，促使心肌耗氧量增加，这会抵消其扩张血管所增加的心肌供氧量。因此，单独应用其效果有限，有时还会加大心肌氧供需矛盾，导致心绞痛恶化、发生心肌梗死的风险加大，且其特有的增快心率及体液潴留等副作用，都会对心衰产生不良影响。所以，高血压、冠心病患者应尽量避免使用短效制剂的硝苯地平。

而长效二氢吡啶类钙拮抗剂如硝苯地平控释片（拜心同），克服了短效钙拮抗剂的血药浓度峰谷现象引起的头痛、脸红、踝水肿等缺点，1 天 1 次，服用更方便。对变异性心绞痛，因可解除冠脉痉挛而治疗有效，且药效持续时间 24 小时以上，到了夜间仍然有效，可防止类似突然停药致“停药综合征”使心绞痛复发。

故硝苯地平控释片（拜心同）成为治疗高血压和心绞痛的主要药物。

187 如何服用硝苯地平控释片（拜心同）？

硝苯地平控释片（拜心同）规格 30 毫克/片。

用法用量：1 次 30～60 毫克，1 日 1 次。

口服，服用时不能咀嚼或掰断。

服药不受进食影响，建议晨起空腹或早餐后服用。

188 如何服用氨氯地平？

氨氯地平的别名或同类药物有阿洛地平、苯甲酸氨氯地平、二氢吡啶磺酸盐、苯磺酸氨氯地平、马来酸氨氯地平片、左旋氨氯地平等。商品名有:雅氏达、平能、络活喜、压氏达、麦利平、施慧达、玄宁、兰迪等,同类产品可以相互替代使用。其中施慧达、玄宁为左旋氨氯地平。

规格:片剂或胶囊,每片或每粒含量5毫克、10毫克。

用法用量:口服,成人:初始量:5毫克每日1次,可增加到10毫克每日1次。老人:初始量:2.5毫克,每日1次。肝损害:初始量:2.5毫克,每日1次。

苯磺酸左旋氨氯地平(施慧达)剂量为2.5毫克/片,用量初始量2.5毫克每日1次,最大可增至5毫克每日1次。

服药时间:氨氯地平服药不受进食影响,建议晨起空腹或早餐后服用。个别人服药后出现头昏、面红,说明吸收太快,可在餐后服用。

189 如何服用非洛地平缓释片?

非洛地平缓释片,常见商品名波依定、康宝得维。

规格:片剂,每片含量2.5毫克、5毫克、10毫克

用法用量:口服。

起始量:5毫克每日1次。维持量:5~10毫克每日1次。老年患者、肝功能损害患者,2.5毫克每日1次。

服药时间:本品应空腹口服或食用少量清淡饮食,应整片吞服,勿咬碎或咀嚼。

190 如何服用维拉帕米?

维拉帕米,有盐酸维拉帕米片、盐酸维拉帕米缓释片等,常见的商品名有异搏定、缓释异搏定等。普通片规格40毫克,缓释片规格有120毫克、240毫克。

用法用量:普通片用于治疗劳力性心绞痛患者,成年人80~120毫克/次,每日3次。重度肝损害患者,给予常规剂量的1/3。进餐时或餐后服用。

缓释片成年人每日早餐后服用120~240毫克。

191 如何服用地尔硫䓬?

地尔硫䓬,中文别名硫氮䓬酮。普通片剂盐酸地尔硫䓬片商品名有合心爽、恬尔心等;盐酸地尔硫䓬缓释片或胶囊商品名有合贝爽、恬尔新、艾克朗等。

盐酸地尔硫䓬片:规格 30 毫克/片。用量 1 次 30～60 毫克,1 日 3～4 次。餐前、睡前服用。在医生的指导下,每 1～2 天增加 1 次剂量,直至获得最佳疗效。平均剂量范围为 90～360 毫克/天。

地尔硫䓬缓释片或胶囊:规格每片或每粒 90 毫克、180 毫克。1 次 90 毫克,1 日 1 次或 2 次;1 日最大量不得超过 360 毫克。

注:本药口服吸收迅速完全,见效快,15 分钟起作用,30 分钟达峰值,不良反应同异搏定,但较轻,多不需要特殊处理。

第十三章

普利/沙坦类药物

192 普利/沙坦类药物对冠心病患者有何益处?

因血管紧张素转换酶抑制剂(ACEI)的英文通用名都以“pril”结尾,音译为“普利”,故称“普利类”药物;同样醛固酮受体拮抗剂(ARB)以“sartan”结尾,音译为“沙坦”,而称之为“沙坦类”药物。

2类药物均具有:①预防硝酸酯类药物的耐药性;②预防动脉粥样硬化;③心血管保护作用,能够预防心肌梗死后的左心室重构,减轻冠状动脉内皮损伤,促进血管扩张、抗血栓、抗凝集等效用。对于急性心肌梗死或近期发生心肌梗死合并心功能不全的患者,尤其是那些使用β受体阻滞剂和硝酸甘油不能控制缺血症状的高血压患者,更应当使用此类药物。

中国慢性稳定性心绞痛治疗指南中指出:稳定性心绞痛患者,合并糖尿病、心力衰竭或左心室收缩功能不全的高危患者均应应用血管紧张素转换酶抑制剂。

故建议冠心病患者在可以耐受的情况下,应用血管紧张素转换酶抑制剂。

193 哪些冠心病患者不适用普利/沙坦类药物?

(1)对这些药物中的任一成分过敏者。

(2)严重低血压的患者。

(3)孕妇、计划怀孕的妇女或哺乳者。

194 普利/沙坦类药物有哪些不良反应/副作用?

普利/沙坦类药物较常见的不良反应有:

(1)皮疹:可伴有瘙痒和发热,呈斑丘疹或荨麻疹,治疗 4 周内常发生。减量用药、停药或给抗组胺药后可消失。少数患者血常规检查可见嗜酸性粒细胞增多。

(2)咳嗽:为普利/沙坦类药物最常见的不良反应之一,通常起病隐匿,于服药数日后发病,表现为干咳,夜间加重,无器质性病变,少数可伴有哮喘。停药后咳嗽会缓解,再服用该药仍会复发。有人认为系药物中的巯基引起,部分改换用磷基(如蒙诺)或沙坦类药物后,咳嗽可停止;有研究表明与前列腺素有关,有人报道用前列腺素抑制剂可明显减轻咳嗽的副作用;有人认为抑制了缓激肽酶Ⅱ的物质,使得缓激肽增加引起咳嗽,这种情况只要停药后就会消失。

(3)个别患者可出现心悸、心动过速或不齐、胸痛、味觉迟钝、面部潮红或苍白、尿频、失眠、胃肠功能紊乱、关节痛等。

(4)低血压:多见于首次用药后的几小时内。轻者可无症状,重者出现头晕、胸闷、心悸、视力模糊,以及起立时晕厥等症状。为了使用的安全,减轻普利类药致低血压的副作用,建议最初剂量要小,从小剂量开始,减半量服用,结合我国国民体质逐渐加量,不能按照西方的用法制定治疗方案。

较少见不良反应有:

(1)蛋白尿:常发生于治疗开始 8 个月内,其中约 25%可出现肾病综合征,但蛋白尿在 6 个月内渐减少,疗程一般不受影响。

(2)眩晕、头痛、昏厥:由降压作用引起,尤其在缺钠或血容量不足时。

(3)血管性水肿:见于面部及四肢,也可引起舌、声门或喉血管性水肿,是较为严重的不良反应,应警惕。

(4)白细胞与粒细胞减少:白细胞减少与剂量相关,有发热、寒战,一般治疗开始后 3～12 周出现,以 10～30 天最显著,停药后持续 2 周。伴有肾衰者应注意监测血常规。如患者同服别嘌呤醇可增加此种危险。

需要说明的是，并不是每位患者都会出现上述不良反应，一些不良反应的发生率很低，患者不用过于紧张，许多患者看到药品说明书后就不敢服用降压药物了，反而不利于血压的控制。对于不良反应的问题要客观面对，定期检查，最大限度地减轻副作用，获得最佳降压效果。

195 服用普利/沙坦类药时出现咳嗽怎么办?

服用此类药物常见的一个副作用是咳嗽：可在服药后不久，也可以出现在用药数月以后，患者表现为愈来愈重的咽痒咳嗽，多无痰或少痰，夜间加重，服用一般止咳药无效，停用药物后，则咳嗽自止。

服用普利/沙坦类药物时患者正好出现咳嗽症状，而此咳嗽经检查与感染无关，用抗生素或止咳药都无效，停用普利/沙坦类药咳嗽减轻至消失，则可考虑为普利/沙坦类药引起。如果咳嗽很轻的话可以继续使用，如果很严重不能耐受可以换用此副作用较少的福辛普利、雷米普利等，或换沙坦类药物如缬沙坦、厄贝沙坦等，或试用前列腺素抑制剂。部分出现咳嗽的患者需要停药，才能使咳嗽消失。

196 服用普利/沙坦类药有哪些注意事项?

使用普利/沙坦类药物应注意：

(1)一般认为，治疗冠心病时建议最初剂量一定要小，结合我国国民体质逐渐加量，不能按照西方的用法制定治疗方案。这与单纯治疗高血压不同，这样可以减轻此类药物致低血压的副作用。

(2)常引起血钾增高，与保钾利尿剂合用时，应注意监测血钾。建议患者不要合用保钾利尿剂，一般合用的利尿剂可选用袢利尿剂呋塞米(速尿)、氢氯噻嗪(双克)。3个月检测一次血电解质较为适宜。

(3)常引起尿丙酮检查假阳性。有糖尿病的患者需要注意，尿酮体意味着出现糖尿病酮症，如患者服用普利类药物，出现尿酮体阳性，不要惊慌，及时检测血酮体、血糖等血生化项目，以判断是否为假阳性。

(4)服药期间应随访检查血常规,监测白细胞。最初3个月每2周一次,此后每月定期检查,有感染倾向者随即检查。若白细胞计数过低,停用本药物,逐渐可以恢复。尿蛋白检查每月1次,如蛋白尿增多,应减少用量或停药。

(5)可使血肌酐、尿素氮浓度暂时性增高,肾病患者或长期严重高血压,血压迅速下降后更易出现,偶有导致转氨酶增高。建议患者在允许的条件下,每3个月检查一次肝肾功能,如出现异常情况,应咨询医师,给予相应处理,或减量服用,或换用其他药物。

严重肝肾功能障碍者慎用。

(6)严格低盐饮食或透析者,首次使用本药物可突发严重的低血压,应注意在医师的指导下应用。

(7)普利/沙坦类药物可能会加强酒精的效应,故患者服用时,应忌酒。

197 老年人服用普利/沙坦类药物有哪些注意事项?

由于老年人特殊的病理生理特点,机体机能减退,肝肾功能下降,合并症多,服用药物多,决定了老年人在治疗各种疾病时都需要特别注意,除了药品说明书中得注意事项以外,还需注意:

(1)使用药物应从小剂量开始逐渐加量,防止药物蓄积;

(2)肾功能不全的老年患者尤应注意监测肝肾功能、血钾,血肌酐、尿素氮水平,白细胞水平,定期检查,以3个月检查一次为宜,病情稳定,多次检查正常延长至半年检查一次;

(3)药物使用一定要在医师的指导下进行,不要擅自停药、换药、加药、合用其他药物,确保用药安全。

198 哪些药物不适合与普利/沙坦类药物一起服用?

(1)与钾盐、保钾利尿剂(如螺旋内酯、阿米洛利、氨苯蝶啶)等合用,可使血钾浓度明显增加(与这些药物同时应用时必须严密监测血清钾浓度)。

(2)非甾体类抗炎药:如吲哚美辛,将使本类药物的降压作用减弱,还能增加急性肾衰竭、高血钾危险。发热、免疫系统疾病患者,如正在服用此类药物,应避免同时服用普利/沙坦类药。

(3)与其他抗高血压药物(尤其利尿剂)和其他具有潜在降压作用的药物(如硝酸盐、三环类抗抑郁药)合用,可使本类药物的降压效果增强,要注意体位性低血压(在同时使用利尿剂治疗期间,推荐定期检测血清钾钠浓度)。

(4)与催眠药、镇静剂、麻醉剂等合用,也可使血压明显下降。

(5)与口服降糖药(如磺脲类、双胍类、瑞格列奈等)、胰岛素等合用,由于普利/沙坦类药潜在地降低胰岛素抵抗,可增强降糖药效果,具产生低血糖的风险(尤其在治疗初期)。

糖尿病患者,不是不可以使用此类药物;相反,糖尿病、糖耐量减退、糖尿病肾病是普利/沙坦类药的适应证。而是应监测血糖,避免低血糖的发生,可减量应用降糖药物,使血糖控制在合理范围。

(6)与别嘌呤醇、普鲁卡因酰胺、细胞生长抑制剂、免疫抑制剂、有全身作用的皮质醇类和其他能引起血象变化的药物合用,会增加血液学反应的可能性,尤其血液白细胞计数下降,引起白细胞减少症。

(7)锂剂:普利/沙坦类药引起锂剂的排泄降低,需监测血锂浓度。服用锂制剂如碳酸锂的患者应注意减量应用,以避免锂蓄积。

199 常用的普利类药物有哪些?

普利类药物较多,价格跨度也较大,从几块钱100片到几块钱一片,可为患者选择的范围较大。常用的血管紧张素转换酶抑制剂主要有卡托普利(开搏通)、依那普利(依苏)、贝那普利(洛丁新)、赖诺普利(益迈欧)、培哚普利(雅施达)、福辛普利(蒙诺)、雷米普利(瑞泰)等。同一种药物有不同生产厂家,会有不同的商品名,价格也会有很大差异。

200 如何服用卡托普利?

卡托普利为临床常用的第1代血管紧张素转换酶抑制剂,化学名称巯甲丙脯酸或甲巯丙脯酸,商品名有开搏通等。普通片价钱很便宜,进口原料的开博通价格相对贵一些。

其剂型规格有:片剂,12.5毫克/片、25毫克/片。

用法用量:口服,初始量:老年人,6.25毫克,每日3次;成人为12.5毫克,每日3次,或6.25毫克,每日3次,根据反应,每隔2～4周逐渐增加剂量;维持量:25～50毫克,每日3次;最大剂量:50毫克每日3次。

服用时间:因胃中食物可减少本药的吸收,故以空腹服用为宜,一般餐前1小时服用。

201 如何服用依那普利?

依那普利是常用的第2代血管紧张素转换酶抑制剂,有马来酸依那普利/马来酸依那普利分散片、盐酸依那普利。其他中文名:苯丁酯脯酸、苯酯丙脯酸、恩纳普利、依纳普利、伊那普利。商品名悦宁定、益压利、依苏。

规格:片剂或胶囊剂,2.5毫克、5毫克、10毫克、20毫克。临床常用的5毫克/片(或胶囊)、10毫克/片(或胶囊)。

用法用量:口服,初始量:老年人,2.5毫克/日;成人5毫克/日。服用2～4周逐渐加量,维持量:10～20毫克,每日1～2次。

重症高血压患者可增加剂量,最大可至40毫克,分2～3次服用;肾功能不全者,初始剂量减半。

服药时间:服药不受进食影响,患者可根据自己情况决定服用时间,一般可以晨起空腹或餐前1小时到半小时服用。

202 苯那普利应如何服用?

苯那普利是常用的血管紧张素转换酶抑制剂,其他中文名有盐酸贝那普利、苯扎普利、贝那普利、盐酸苯那普利等,商品名以洛汀新常见。

规格:片剂:5毫克/片、10毫克/片、20毫克/片。

用法用量:口服。

成人10～20毫克,每日1次,服用2～4周逐渐加量,最大剂量为每日40毫克。如疗效不满意,可加服另一种抗高血压药,以噻嗪类利尿药为宜。严重肾功能衰竭的患者初始剂量应为5毫克/日。

服用时间:以空腹服用为宜,一般餐前1小时服用。进食后服药,延迟贝那普利的吸收,但不影响吸收量和转变为贝那普利拉,故本品也可在餐中或两餐间服用。

203 如何服用赖诺普利?

赖诺普利是常用的血管紧张素转换酶抑制剂,其商品名主要有帝益洛、益迈欧、捷赐瑞、易集康等。

规格:10毫克/粒。

用法用量:口服。

初始量,10毫克每日1次;服用2～4周逐渐加量;维持量,20毫克每日1次。

服用时间:以空腹服用为宜,一般餐前1小时服用。

204 如何服用培哚普利?

培哚普利是常用的血管紧张素转换酶抑制剂,中文别名培多普利、过吲哚丙脯酸、哌哚普利,商品名以雅施达最为多见。

规格:每片4毫克。

用法用量：口服。初始量，4 毫克每日 1 次；维持量，1 个月后若有需要，可增至 8 毫克每日 1 次。老年患者剂量减半。

用药时间：因为食物改变其活性代谢产物培哚普利拉的生物利用度，必须空腹服用，以清晨早餐前服用为佳。

205 如何服用福辛普利？

福辛普利，又名磷诺普利，其商品名以蒙诺较为多见。

规格：每片 10 毫克。

用法用量：口服。初始量：10 毫克每日 1 次。维持量：4 周后，根据血压的反应适当调整剂量，10～40 毫克每日 1 次。

用药时间：服药不受进食影响，仍建议晨起空腹或餐后服用，以达全天最佳控制血压、平稳降压效果。

206 如何服用雷米普利？

雷米普利，商品名瑞泰、瑞素坦，国外上市药物，目前国内也有销售，使用量较少，价格较贵。

规格：1.25 毫克、2.5 毫克、5 毫克。

用法用量：口服。初始量：2.5 毫克每日 1 次。根据血压情况，间隔 2～3 周后将药量加倍。维持量：2.5～10 毫克每日 1 次。

时间：服药不受进食影响，可在饭前、饭中或者饭后用足量液体送服。仍建议晨起空腹或餐后服用，以达全天最佳控制血压、平稳降压效果。

207 各种普利类药物有什么区别？

普利类药物都有保护心脏、降压等效果，但略有一定的区别：

(1)单纯降压效果，新型 ACEI 疗效优于依那普利和卡托普利。但卡托普利为短效降压药，可用于急于降压的患者。

(2)就对心脏保护作用而言,福辛普利较卡托普利更安全;福辛普利效果比依那普利好;赖诺普利优于卡托普利。

(3)雷米普利、赖诺普利和培哚普利对脑血管有明显保护作用,而其他种类 ACEI 未显示出明显保护作用。所以对有脑梗死或一过性脑缺血病史者,推荐使用培哚普利。

(4)对有肾损害的高血压患者来说,苯那普利、福辛普利等具有双重通道排泄作用的转换酶抑制剂可作为首选。但使用时也应注意血肌酐的变化及血钾的增高。

(5)对有肝损害的高血压患者来说,赖诺普利在肝脏中不被激活、不经肝脏代谢,是首选药物。

(6)同时有肥胖、糖尿病的高血压患者,雷米普利的亲脂性强,对组织亲和力强,副作用少,还能改善肝糖代谢,减少糖尿病及高血压对肾脏的损害,雷米普利还能降低 TG。因此,雷米普利为肥胖、糖尿病的高血压患者的首选降压药。

208 如何服用氯沙坦?

氯沙坦又名洛沙坦,是第 1 个诞生的"沙坦"家族成员,商品名有科素亚。

规格:50 毫克/片、100 毫克/片。

用法用量:口服。

通常起始和维持剂量为 50 毫克,每日 1 次。治疗 3~6 周后可达到最大降压效果。部分患者,每日剂量可增加到 100 毫克。血容量不足的患者(如应用大量利尿剂治疗的患者),可考虑采用每天 1 次 25 毫克的起始剂量。

老年患者或有肾损害患者,包括做血液透析的患者,不必调整起始剂量;有肝功能损害病史的患者,应该考虑使用较低剂量每日 1 次,25 毫克。

用药时间:饮食对药物无影响,推荐在晨起餐前或餐后服用。

209 如何服用缬沙坦?

缬沙坦是第2个研制应用的血管紧张素Ⅱ受体拮抗剂,商品名有代文、平欣、穗悦、维尔坦。

规格:片剂或胶囊,每片或每粒胶囊含缬沙坦80毫克、160毫克。

用法用量:口服。

推荐量为80毫克每日1次。对血压控制不理想的患者,可增至160毫克每日1次,或加用利尿剂。

时间:服药不受进食影响,建议每天在同一时间用药,如晨起空腹或餐后半小时服用。

210 如何服用替米沙坦?

替米沙坦是常用的血管紧张素Ⅱ受体拮抗剂,商品名有欧美宁、一粒平、毓乐宁、诺金平、立文等。

规格:20毫克/片、40毫克/片。

用法用量:口服。

初始量:40毫克每日1次。最大剂量:80毫克每日1次。

肾损害:重度肾功损伤或血液透析患者,初始剂量:20毫克每日1次。

肝损害:轻中度肝损伤的患者,最大剂量:40毫克每日1次。重度肝损伤患者:禁用。

服药时间:服用药物不受饮食影响,推荐在晨起空腹或餐后半小时服用。

211 如何服用厄贝沙坦?

厄贝沙坦是常用的血管紧张素Ⅱ受体拮抗剂。商品名有安搏维、甘悦喜、苏适、科苏、吉加等。

规格:75 毫克、150 毫克。

用法用量:口服。

初始量:150 毫克每日 1 次。最大可增加至 300 毫克每日 1 次。

75 岁以上老年患者:初始量:75 毫克每日 1 次。

服用时间:服用药物不受饮食影响,推荐在晨起空腹或餐后半小时服用。

212 沙坦类药物各有什么特点?

替米沙坦、厄贝沙坦和缬沙坦均为活性药物形式,吸收后可直接发挥作用;氯沙坦本身是无活性的,口服以后经肝脏代谢后起作用;坎地沙坦酯经肠道吸收后水解为坎地沙坦发挥作用。

“沙坦”家族成员均为长效制剂,但各自的作用时间仍有一定差异,作用各有特点。氯沙坦是第一个诞生的“沙坦”家族成员,口服易吸收,降压作用可维持 24 小时;氯沙坦还可降低尿酸。和氯沙坦相比,缬沙坦显示出更良好的抗高血压效果;有性功能减退的高血压患者用之,可改善性功能。厄贝沙坦副反应小,作用较氯沙坦、缬沙坦持久,降压效果更好。坎地沙坦酯作用持久强烈,但糖尿病、高脂血症不推荐使用。替米沙坦是活性药物,它拥有亲脂性更强的苯并咪唑基,其半衰期(药物在体内的浓度下降一半所需要的时间)最长,达 24 小时,对全天血压控制尤其是晨间血压的控制具有优势;替米沙坦除降压外,还能降低血甘油三酯、胰岛素、C 反应蛋白;较先前的金标准药物雷米普利具有更佳的耐受性和更好的治疗依从性。

通俗地说:冠心病、高血压有尿酸高的⟶可选氯沙坦;

冠心病、高血压有性功能减退的⟶可选缬沙坦;

冠心病、肥胖、糖尿病、高脂血症者⟶可选替米沙坦;禁用坎地沙坦。

第十四章

其他治疗冠心病的药物

213 曲美他嗪是如何治疗冠心病的？适用于哪些冠心病人群？

β受体阻滞剂、硝酸酯制剂、钙拮抗剂及普利类沙坦类药物是通过影响血流动力学效应，改善局部缺血心肌的氧供需平衡等间接作用，发挥心肌保护作用，其疗效及临床应用受到一定限制。

研究表明，心肌缺血是一种代谢事件。曲美他嗪(TMZ)是一种影响心肌能量代谢剂，通过抑制脂肪酸氧化和增加葡萄糖代谢，保护心肌细胞在缺氧或缺血情况下的能量代谢，从而减少心肌损伤，达到心肌保护的作用，维持心肌电活动的稳定，改善左心功能，缓解心绞痛。

美国心脏病学会/美国心脏学会、欧洲心脏病学会都在各自的《稳定性心绞痛治疗指南》中指出，曲美他嗪作为代谢类药物用于稳定性心绞痛的冠心病人群，可提高生理功能和减少疼痛。同时指出曲美他嗪与血流动力学药物合用可有效减少心绞痛的复发。曲美他嗪也可应用于缺血性心肌病、心力衰竭、缺血/再灌注损伤及冠状动脉旁路移植术、经皮冠状动脉介入的治疗，均有效。

214 如何服用曲美他嗪？

盐酸曲美化嗪片，中文别名冠脉舒、心康宁等，商品名有万爽力、冠脉苏等。

剂型为片剂，规格为每片 20 毫克。

用法用量：口服，1 次 20 毫克，1 日 3 次，24 小时 60 毫克。

用药时间：三餐时口服，或餐后服用。

215 哪些患者应禁用、慎用曲美他嗪？

(1)禁用于对药品任一组分过敏者；

(2)孕妇、哺乳期妇女通常不推荐使用。

216 服用曲美他嗪有哪些注意事项？

曲美他嗪在急性心肌梗死及其他缺血性心脏病中的研究应用较少，不作为心绞痛发作时的对症治疗用药，不适用于不稳定心绞痛或心肌梗死的初始治疗。不应用于入院前或入院后最初几天的治疗。

若一次或多次漏服药物时，应恢复正常用药。漏服一次药物后不要将剂量加倍。

217 曲美他嗪有哪些不良反应？

曲美他嗪的不良反应较少，可能会出现胃肠道不适（恶心，呕吐）、食欲不振、头晕、皮疹等。

218 曲美他嗪不宜与哪些药物一起应用？

尚未发现曲美他嗪和其他药物一起应用产生严重不良反应。为避免不同药物之间可能的相互作用，仍建议患者在应用本药物时，向医师说明所应用的其他药物。

219 尼可地尔是如何治疗冠心病的？适合于哪类的冠心病人群？

尼可地尔是以烟酰胺为基本骨架，同时具有硝酸基的化合物，是一种 ATP 敏感性钾通道开放剂，具有独特的双重作用机制：①类硝酸酯作用，舒张体循环静脉和大冠状动脉，降低心脏前负荷，防治冠状动脉痉挛；②ATP 敏感的钾离子通道开放的作用，舒张小冠状动脉和阻力血管，增加冠状动脉血流，降低心脏后负荷。因此既能有效控制心绞痛的症状，又能减少冠脉事件发生率，改善预后。

尼可地尔适用于各种类型的心绞痛患者，包括劳力型心绞痛、心肌梗死后心绞痛、混合性心绞痛、变异型心绞痛和不稳定性心绞痛等冠心病人群。而且无硝酸酯的耐药性，无须偏心给药，可 24 小时防治心绞痛发作。

220 如何服用尼可地尔？

尼可地尔片，别名烟浪丁、硝烟酯，商品名有喜格迈、米洛欣、欣地平等。

规格每片 2.5 毫克、5 毫克。

用法用量：1 次 5 毫克，1 日 2～3 次。效果不佳，可在 1 周后加量为 1 次10 毫克，1 日 3 次。最大剂量为 30 毫克，1 日 2 次。

221 哪些患者应禁用、慎用尼可地尔？

(1)对本药物过敏者；

(2)对烟酸过敏者；

(3)正在服用枸橼酸西地那非（伟哥）等 5 型磷酸二酯酶抑制剂的患者；

(4)青光眼患者、高龄患者，应慎用，可从小剂量开始；

(5)孕妇或可能已怀孕的妇女慎用。

222 服用尼可地尔有哪些注意事项?

(1)用药先宜从小剂量开始,慎用于低血压患者。

(2)服用本药物初期,可能会由于血管扩张作用而引起搏动性头痛,当出现这种情况时,要采取减量或中止给药等适当的处置。

(3)可能出现 AST、ALT、γ-GTP 升高,血小板减少,如确认出现异常,应终止给药,采取适当的处置。

(4)可能出现口腔溃疡、舌溃疡、肛门溃疡、消化管溃疡,如出现上述症状时,应终止给药,采取适当的处置。

223 尼可地尔有哪些不良反应?

尼可地尔的不良反应发生率与其他抗心绞痛制剂相似:

(1)头痛、头晕:与所有的扩血管药一样,最常见的副作用是轻到中度头痛,常发生在治疗早期,随着治疗的继续而减轻甚至消退。头痛是患者中断治疗的最常见原因,小剂量开始逐渐增加剂量可减少头痛的发生,而降低早期中断治疗的发生率。

(2)胃肠道反应:恶心、呕吐、食欲不振、腹泻、便秘、胃积食、胃痛、腹痛、腹部胀满、口腔溃疡、舌溃疡、肛门溃疡、消化管溃疡等。

(3)心悸、颜面潮红、胸痛、下肢浮肿、眩晕感等。

(4)少见的有:肌无力、耳鸣、失眠、舌头麻木、肩部酸痛、皮疹、血管性水肿、口角炎、口渴、颈部痛、复视等。

(5)肝功能障碍、黄疸、血小板减少等极少见。

224 尼可地尔不宜与哪些药物一起应用?

具有 5 型磷酸二酯酶阻断作用的药物如枸橼酸西地那非、盐酸伐地那非、他达拉非等,合并使用可引起降压作用的增强。

第十五章

冠心病常用中成药

225 中药能治疗冠心病吗?

回答是肯定的,中药能治疗冠心病。而且中药通过改善心脏功能;扩张冠状动脉,改善心肌供血供氧;改善血液黏稠度,预防血栓形成,促进血栓溶解;降血脂治疗;抗氧自由基损害等多向性和多靶点的治疗途径治疗冠心病,显示出化学药物不可比拟的优势。且很少有头痛、头晕等不良反应,因而深受患者的青睐。

226 中医是如何认识冠心病的?

冠心病属于中医的"胸痹(心痛)"、"真心痛"、"厥心痛"范畴。中医对本病主要从两方面认识,一是本虚,脏腑亏损,功能失调,即心、肝、脾、肺、肾五脏虚损是病之本,包括气虚、阴虚、阳虚和阳脱;二为邪实,气滞、血瘀、痰浊、寒凝是病之标。主要是由于患者年老体衰,正气亏虚,脏腑功能损伤,阴阳气血失调,加上七情内伤、饮食不节、寒冷刺激、劳逸失度等因素的影响,导致气滞血瘀,胸阳不振,痰浊内生,使心脉痹阻,"不通则痛"而致病。

标实本虚是冠心病的病机特点,其常见的中医辨证分型有:

(1)气滞血瘀证:气机不畅,血行瘀滞,心脉不通。症见心胸疼痛、憋闷,或痛引肩背,可因情志因素诱发,舌质黯红或有紫气隐隐甚者有瘀斑瘀点，寸脉多沉弦或涩。

(2)胸阳不振，痰浊闭阻心脉证：痰浊盘踞，胸阳失展，气机痹阻，脉络阻滞。症见胸闷重而心痛微，痰多气短，肢体沉重，形体肥胖，遇阴雨天而易发作或加重，伴有倦怠乏力，纳呆便溏，咳吐痰涎，舌体胖大且边有齿痕，苔浊腻或白滑，脉滑。

(3)气虚血瘀证：气为血之帅，气虚不能行血，瘀血滞于心脉。症见心胸隐痛，时作时休，心悸气短，动则益甚，伴倦怠乏力，声息低微，易自汗出，舌质黯淡红，舌体胖且边有齿痕，苔薄白，脉虚细缓或结代。

(4)气阴两虚，心脉瘀滞证：气阴两虚，心神失养；气虚不能帅血，阴虚脉道涩而不利，瘀血阻于心脉。症见心痛憋闷，心悸盗汗，虚烦不寐，腰酸膝软，头晕耳鸣，口干便秘，舌红绛或黯红少津，苔薄或剥，脉细数或促代。

(5)心阳气虚，心脉瘀滞证："阳虚则寒"、"寒性收引"，心神失于温煦，心脉寒而凝涩。症见心悸而痛，胸闷气短，动则更甚，自汗，神倦怯寒，四肢欠温或肿胀，舌质淡胖，边有齿痕，苔白或腻，脉沉细迟。

227 如何选择中成药治疗冠心病？

随着中成药制药技术的发展，以及其效验、安全、简便等特点，近年来治疗冠心病心绞痛的中成药品种越来越多，我国目前批准的治疗冠心病的中成药有 400 余种，常用的也有数 10 种之多。但各种药物配伍的寒温属性不同，归经、功效和适应范围也不尽相同。另外患者病情有缓急，体质有强弱，年龄有大小，生活习惯有差异。笔者认为选用中成药最关键的还是不能脱离中医理论指导用药，根据病机与辨证之不同，有斯证用斯药。临床口服治疗冠心病的中成药依功效可分为行气活血类、芳香温通类、益气活血类、养阴活血类、化痰活血类、温阳活血类等。

(1)气滞血瘀：选用行气活血，化瘀通络者，气机畅、瘀血祛，络脉通则痛止。常用的如复方丹参滴丸(片)、冠心丹参滴丸、血府逐瘀胶囊等。

(2)痰瘀交阻：用化痰活血之药，如银丹心脑通胶囊、心通口服液等。

(3)寒痹胸阳：选用芳香温通、宣痹通阳之药，如麝香保心丸、补心气口服液等。

(4)益气活血：选用补气活血之药，如芪参益气滴丸、心通口服液、正心泰胶囊等。

(5)滋阴活血：选用滋阴活血之药，如滋心阴口服液、益心舒胶囊、稳心颗粒、生脉(生脉胶囊、益气复脉胶囊)等。

(6)心阳不振：温心阳，辅以活血、化瘀等，如参桂胶囊、心宝丸、养心氏等。

228 使用中成药治疗冠心病有哪些注意事项？

治疗心血管病的中成药临床疗效确切，毒副作用小，价格适中，所以使用中成药的患者越来越多，既往的调查研究结果表明，超过半数的冠心病患者长期使用中成药治疗。但是，随之而来的用药盲目、用药不合理现象也明显增多，以致不良反应发生率不断上升。为此，特别提醒心血管病患者使用中成药要注意以下几方面：

(1)心绞痛发作时，多属邪实，闭阻心脉，“不通则痛”，治疗当“急则治其标”，给予吸收快、起效迅速的滴丸之类的制剂，行气通脉，“通则不痛”。而片剂、胶囊之类的药物，吸收较慢，不适宜作急症用药。

(2)缓解期用药，“缓则治其本”，当辨证用药。不同的中成药治疗的是不同证型的冠心病。如果不是在中医辨证指导的基础上对证用药，有时还是可能带来一些副作用。例如，年老体虚的冠心病患者大多伴有气虚症状，如果长期服用复方丹参片或滴丸、冠心苏合丸等则达不到预期疗效，还有可能加重气虚症状，出现疲劳。忌自行购买中成药服用；更忌听信广告中某某中成药疗效好，不管是否与自己的病情对证，就随意服用。

(3)忌中西药联用：如果将中西药同时合用，由于其相关作用十分复杂，有可能出现严重的毒副作用。例如，中成药冠心苏合丸和西药亚硝酸异酯同用，能生成含汞离子的有毒沉淀物；中成药麝香保心丸、活心丸与西药心律平、奎尼丁合用，则可能引起心率缓慢、房室传导阻滞，甚至导致心脏骤停。所以心血管病患者在用药时，最好以一类药为主，或西药或中药。如需联用，应在医生指导下合理选用，而且服药时间要间隔 1 小时以上。

(4)每种药都有一定程度的不良反应及潜在的危险性。中成药也存在一定程度的副作用及潜在的危险性，不可随意乱用。

①有活血化瘀、芳香温通等功效的中成药，孕妇、月经过多及有出血倾向者一般忌用或慎用，有过敏反应者应忌用。

②芳香温通、动物制剂等对消化道黏膜有刺激，宜饭后服用，溃疡病患者慎用，且此类药性味辛温，久服易伤阴耗气，不宜长期服用；心阳虚患者慎长期用复方丹参片等，且服药时忌食生冷之品；心动过速者，忌用心宝；心动过缓者忌用活心丸。

③部分药物可出现过敏反应，此外还可引起口腔黏膜溃疡，诱发急性闭角型青光眼、糜烂性胃炎、消化道出血、血小板减少等不良反应。

所以我们说，用中成药治疗冠心病亦应遵循中医治疗疾病原则，体现中医整体观念和辨证施治的特色，否则不但不能治好病，有时反而延误病情，使疾病加重。

229 治疗冠心病的中成药能长期服用吗？

有些患者认为冠心病是慢性疾病，需要长期吃药，而中成药大多副作用小，长期服用不会对机体产生任何伤害。但事实上，笔者认为凡是治疗冠心病、心绞痛的中成药都尽可能不要长期服用。这是因为：

(1)积久而偏：如冠心苏合丸中有乳香、冰片、檀香、青木香、苏合香油等成分，复方丹参片则由丹参、三七、冰片组成，行气、活血之品，久用必会耗气伤阴血，患者可出现乏力、口干燥等症状，影响生活质量。

(2)病久证变：不同的病程阶段、不同的饮食生活环境等，疾病可能表现不同的证型，无斯证再继续用斯药，则是药不对证，治不得效，甚者造成机体阴阳平衡失调，更不利于疾病的治疗。

如病情需要长期用药，可以在治疗冠心病的相关中成药中，依据不同时期、不同证型，随时在医生指导下增减剂量或交叉配伍使用。

230 复方丹参滴丸是如何治疗冠心病的？适合哪些冠心病患者？

复方丹参滴丸的主要成分有丹参、三七、冰片等。

复方丹参滴丸中丹参色赤入心，活血化瘀，行血止痛；三七化瘀止血，且擅通络止痛；冰片芳香开窍，引药入心，通阳定痛。三药合用，可奏化瘀痹，通心脉，开窍止痛之功。

药理研究显示复方丹参滴丸可增加冠脉血流量，增加心肌耐缺氧，保护缺血心肌，抗血小板聚集，防止血栓形成，改善微循环。复方丹参滴丸治疗稳定性心绞痛，其改善心绞痛症状和心电图优于硝酸酯制剂，且不良反应少，耐受性好。

临床适用于治疗气滞血瘀型冠心病人群，临床表现为胸中憋闷、胸痛、心悸，唇舌青紫黯红或有瘀斑瘀点等。

复方丹参滴丸还可用于胸中憋闷、心绞痛等人群的预防和急救滴丸剂。

231 如何服用复方丹参滴丸？

复方丹参滴丸，每瓶 150 粒，每粒 27 毫克。一般用法为口服或舌下含服，1 次 10 粒，1 日 3 次，4 周为 1 个疗程。口服餐后服用为佳。

心绞痛的急救时，可选用复方丹参滴丸剂，舌下含服，1 次 10～15 粒。

232 使用复方丹参滴丸有哪些注意事项？

(1)禁用于对本品中任一成分过敏者。

(2)服用本药物后个别患者可能偶见有一过性的头胀、头晕或脸潮红及极少数人发生胃肠道不适，恶心或欲呕。一般不需要服用其他药物来治疗，多在服用后不长时间自行缓解。

（3）孕妇、月经量多而色淡者应慎用本药物。

（4）丹参、三七活血化瘀，久用有耗气之弊，可能出现乏力，宜酌情加用扶正之剂如生脉饮。

（5）冰片、丹参，均为性凉之品，不适用于心阳虚之胸痹心痛；平素胃寒者，慎用。

233 复方丹参滴丸与复方丹参片、复方丹参胶囊有什么区别？

三者的药物组成相同，由丹参、三七、冰片等组成；功效均为活血化瘀、理气止痛；主治气滞血瘀所致的胸痹心痛，症见胸闷、心前区疼痛等。注意事项也相同。

复方丹参滴丸是在复方丹参片处方的基础上利用现代科学技术精制而成的滴丸。具有剂量小、服用方便、溶解速度快、起效迅速等特点。

复方丹参片、胶囊只能口服，经消化道吸收，药效发挥缓慢，故不能缓解急性期心绞痛发作，只能作为冠心病的常规用药；而复方丹参滴丸既可口服，也可舌下含服，不仅作为冠心病的常规用药，也可作为缓解冠心病的急救药。

复方丹参滴丸、胶囊的价格要比复方丹参片贵数倍。经济条件一般，处于缓解期治疗的辨证为气滞血瘀的冠心病患者，也可选用复方丹参片。

复方丹参片，一般用法为口服，1次3片，1日3次。餐后服用为佳。

复方丹参胶囊，口服，1次3粒，1日3次。餐后服用。

234 如何服用冠心丹参滴丸（片、胶囊）？

冠心丹参滴丸（片、胶囊）由丹参、三七、降香油组成。有活血化瘀和理气止痛作用，适用于气滞血瘀型的冠心病人群，症见胸痛连及背痛、心痛、胸闷、气短、心悸、舌紫黯红等症状表现。

用法用量：冠心丹参片，一般用法为口服，1次3片，1日3次。餐后服用为佳。

冠心丹参胶囊，每粒 0.3 克，口服，1 次 3 粒，1 日 3 次。餐后服。

冠心丹参滴丸每瓶 100 粒，每粒 40 毫克。舌下含服，1 次 10 粒，1 日 3 次。

235 冠心丹参与复方丹参有什么区别？

冠心丹参与复方丹参功能均可活血化瘀和理气止痛，均适用于气滞血瘀的胸痹心痛，胸痛连及左侧肩背痛、心痛、胸闷、气短、心悸等症状表现的冠心病心绞痛患者。

冠心丹参与复方丹参的区别，是组成成分中将冰片换成了降香。盖因冠心病患者中体质偏寒者较多，冠心丹参滴丸中的降香油从降香中提取，降香香气辛散，有温通气滞作用，对这类体质偏寒患者更为适宜，避免了复方丹参中冰片性寒的缺点。

236 速效救心丸适用于哪些冠心病人群？

速效救心丸是临床中最常见到的冠心病患者居家备用药，它不是纯中成药，是中药、西药的联合制剂，由川芎、冰片、麝香、蟾酥等中药和西药硝酸甘油组成。

方中川芎辛散温通，活血祛瘀，行气止痛；冰片、麝香、蟾酥功主芳香走窜，通窍止痛；硝酸甘油系治疗心绞痛有效的急救用药。药理研究可改善微循环，降低外周血管阻力，减轻心脏负荷，改善心肌缺血，增加冠脉血流量，缓解心绞痛。

先进的剂型，使速效救心丸既具备了西药高效、速效的特点，又继承了中药标本兼治、毒副作用小的优势，且具有服用剂量小、起效快、疗效高的特点。因此，速效救心丸主要用于冠心病心绞痛人群的预防和急救治疗。可用于治疗气滞血瘀型冠心病稳定性心绞痛患者，表现为胸闷、心前区疼痛，固定不移，舌质黯红或有瘀斑瘀点等。

237 如何服用速效救心丸？

每瓶150粒，每粒40毫克。

一般用法为含服，一次4～6粒，一日3次。

当冠心病患者出现胸闷、心前区不适、左肩酸沉等先兆症状时，即应迅速含服速效救心丸，切不可等典型的心绞痛发作后再含服。开始剂量宜小，一般8～10粒，含服后一般在1～8分钟起效，心绞痛及憋气逐渐缓解。如果10分钟后不缓解，或心绞痛典型发作，可服用10～15粒，如连用2～3次仍不能奏效，应立即去医院救治。

含服后绝大部分患者在2～10分钟内起作用，药效维持时间多在4～12小时以上，个别患者服后出现口腔溃疡，过敏体质应慎用。

238 使用速效救心丸要注意哪些问题？

(1)药中含有硝酸甘油，使用禁忌注意同硝酸甘油。不得与伟哥同服，慎用于青光眼患者。

(2)对药物中任一成分过敏者，应禁用。

(3)药效产生时，舌下应有苦辣味和清心透凉感。否则，可能是药物失效。

(4)注意药物是否变软、变黏、变色、破碎，一旦发现变质须立即更新，以免用于急救时因失效而延误抢救时机。药瓶开启时间超过6个月者，要注意更新。

(5)在心绞痛发作时先嚼碎后再压在舌下含服，会起效更快，因为溶化后的药物通过舌下黏膜吸收，能高浓度地迅速到达心脏，比口服胃肠吸收疗效快得多。

(6)含服救心丸时应采取坐姿，站立含服会致血压降低，引起晕厥，而躺着含服会加重心脏负担。

(7)药物应随身携带并放置在固定、掏取方便的地方。

(8)服用速效救心丸应根据病情而定，切不可盲目多吃、滥吃。作为应急药物，速效救心丸在急痛时偶尔服用一下，可以缓解疼痛，为来不及就医的患者提供一些保护。但千万不能因为一次服用没有效果而继续多次服用，否则可能因错误用药，耽误治疗时机。

(9)速效救心丸有一定降压效果，低血压的人应该慎服。此外，速效救心丸中的冰片易伤阳耗气，日久服用耗伤心阳。

239 血府逐瘀胶囊(丸、口服液、颗粒)适用于哪些冠心病人群?

血府逐瘀主要由桃仁、红花、当归、川芎、赤芍、牛膝、柴胡、枳壳、生地、桔梗、甘草等药物组成。其制剂有胶囊、颗粒、口服液、蜜丸等。

其中当归、桃仁、红花、赤芍活血祛瘀；生地黄配当归养血和血，使祛瘀而不伤阴血；牛膝祛瘀而通血脉，并引瘀血下行；柴胡、枳壳、桔梗疏畅胸中气滞，使气行血行；甘草调和诸药。诸药合用、活血祛瘀、行气止痛、活血化瘀而不伤血，舒肝解郁而不伤正，瘀去气行，则诸证可愈。

现代药理研究显示，血府逐瘀可抑制血小板聚集，改善心功能，改善血液流变性，改善微循环，抗缺氧，镇痛，抗炎，调节血脂及增强免疫功能。

适用于瘀血内阻、血瘀气滞之冠心病患者，如出现胸痛，痛如针刺而有定处，急躁善怒，心悸，失眠，多梦，或唇舌紫黯，舌有瘀点，脉弦涩等临床表现，可在医师的指导下，服用本药物。

240 如何服用血府逐瘀胶囊(丸、口服液、颗粒)？有哪些注意事项?

血府逐瘀胶囊，每粒 0.4 克；蜜丸每丸重 9 克；口服液每支 10 毫升；颗粒每袋 6 克装。

口服，一般用法为温开水送服，胶囊 1 次 6 粒，1 日 2 次；丸剂 1 次 9 克，1 日 2 次；口服液 1 次 1 支，1 日 3 次；颗粒 1 次 1 袋，1 日 2～3 次。1 个月为 1 疗程。

服用本药物时应注意：

①服用本药期间忌辛辣、生冷食物；

②孕妇忌服；

③对本药过敏者禁用。

④出血性疾病非气滞血瘀型者禁用。

⑤个别患者服用本药后有头痛不适、瘙痒等反应。

241 冠脉宁片适用于哪些冠心病人群？

冠脉宁片主要由丹参、葛根、当归、郁金、桃仁、红花、延胡索、乳香、没药、黄精、鸡血藤、血竭、何首乌、冰片等药物组成。

冠脉宁片重用丹参，活血调血，祛瘀止痛，内可化脏腑之瘀滞，外可通经而宣导气机，为君药；臣以鸡血藤、桃仁、红花活血祛瘀，疏经活络；乳香、没药、延胡索，活血行气止痛；血竭祛瘀生肌；佐以当归、何首乌、黄精，养血宁心，扶虚宜损，寓行于补，使正气留守无伤；使以葛根，升举清阳；冰片，开窍醒神。诸药合用活血化瘀、行气止痛。

现代药理学研究显示，冠脉宁片能够加速血中甘油三酯、β-脂蛋白的清除，促进血脂和胆固醇的排泄，消除红细胞聚集瘀滞，改善红细胞流速，清除自由基，抑制血小板黏着，增加纤维蛋白溶解系数的活性，抑制凝血因子合成，达到降低全血黏度，使血液流畅，改善微循环，防止和清除血液凝固及血栓形成的作用；并能舒张血管，增强血液循环，增加冠状动脉血流量，有效改善组织细胞的供血供氧量，营养心肌，从而增强心功能。

适用于血瘀气滞为主的冠心病患者，临床表现为胸部疼痛，固定不移，入夜更甚，心悸不宁，舌质紫黯或有瘀斑瘀点，脉沉弦等。

242 如何服用冠脉宁片？有哪些注意事项？

片剂，每片重 0.5 克。

口服，1 次 3～5 片，1 日 3 次。餐后服用为佳。

使用时要注意：

①个别患者服用本药后，可出现胃肠不适、恶心、腹痛等症状，餐后服用有助于减少胃肠道症状。

②孕妇应禁用本药物。

③对本药中任一成分过敏者，禁用。

243 银丹心脑通软胶囊适用于哪些冠心病人群？

银丹心脑通软胶囊主要由银杏叶、丹参、灯盏细辛、三七、山楂、绞股蓝、大蒜、冰片等药物组成。

银丹心脑通软胶囊中银杏叶、丹参、三七是常用的活血化瘀、通脉止痛中药；灯盏细辛原名灯盏花，是苗族等少数民族的常用草药，具有活血舒筋、通脉止痛作用，现代医学已提炼其灯盏花素为主要成分制成多种剂型用于治疗心脑血管疾病；绞股蓝有明显的降脂、增强免疫力作用；大蒜、山楂既为食品又是药品，有消食化滞作用。诸药合用具有活血化瘀、行气止痛、消食化滞的作用。

药理研究显示银丹心脑通软胶囊可增加冠状动脉血流量，改善心肌缺血缺氧状态，降低心肌耗氧量；能扩张血管，降低血液黏稠度，促进血液循环；可明显抑制血小板聚集，具有明显的调脂作用，防止动脉脂质增加，预防和消除动脉粥样硬化。

适用于气滞血瘀夹痰浊的冠心病人群，临床表现为胸痛胸闷、心悸气短、食欲旺盛、形体肥胖、舌苔腻或厚、舌体胖质黯红或有瘀斑瘀点、脉滑或涩、高脂血症等。

244 如何服用银丹心脑通软胶囊？有哪些注意事项？

每粒装 0.4 克。

一般用法为口服，1 次 2～4 粒，1 日 3 次。

使用注意：

①对本药中任一成分过敏者，禁用。

②孕妇慎用。

③个别患者服用后，可有轻微的头晕、潮红、胃部不适等，若不能耐受，停药后症状多消失。

④有胃病病史者，建议餐后服用。

245 银丹心泰滴丸适用于哪些冠心病人群？

银丹心泰滴丸主要由银杏叶、丹参、绞股蓝、冰片等药物组成。

药中银杏叶活血通脉，丹参化瘀通络，绞股蓝化痰降浊，冰片镇痛开窍，合用则达到活血化瘀、通脉止痛之功效。

银丹心泰滴丸可保护血管内膜，扩张冠状动脉，改善心脏供血，促进血液循环，抗血小板凝聚，减轻高脂血症对血管内皮细胞的损伤。

适用于瘀血闭阻的冠心病患者，临床表现为胸痛、胸闷、形胖头晕、心悸、舌黯红等。

246 如何服用银丹心泰滴丸？有哪些注意事项？

每10丸重0.35克。

一般用法为口服或舌下含服，一次10丸，一日3次，4周为1个疗程。

注意事项同上述银丹心脑通软胶囊。

247 心脑康胶囊、利脑心胶囊适用于哪些冠心病人群？

心脑康胶囊由赤芍、川芎、丹参、红花、葛根、地龙、牛膝、郁金、鹿心粉、枸杞子、制何首乌、九节菖蒲、酸枣仁(炒)、远志(蜜炙)、泽泻、甘草等组成。

利脑心胶囊由吉林敖东延边药业股份公司生产，组成的药物种类与通化林海药业生产的心脑康胶囊，仅差一味鹿心粉。多篇文献报道两药临床治疗效果无差异。

方中以赤芍、川芎、丹参、红花、地龙活血化瘀，通络止痛；葛根既能活血又能升胸中清阳；牛膝既能活血通经，又能引火下行，平抑肝阳；郁金活血行气，开郁安神；鹿心粉、枸杞子、何首乌补益肝肾，养血和血；九节菖蒲、酸枣仁、远志祛痰化湿，养心安神；泽泻利水渗湿，泄热降浊；甘草调和诸药。诸药合用，共奏活血化瘀，理气止痛之功。

药理研究示本品有降低血脂，增强人体内纤维蛋白溶解系统的活性，阻止和减轻动脉粥样硬化，阻止血小板在动脉壁上凝集和血栓形成等功能；能在增加冠状动脉血流量同时，降低心肌耗氧量及减慢心率，能促进心肌细胞再生，恢复心脏功能。

适用于气滞血瘀、痰浊阻络证的冠心病人群，症见心胸闷痛、绞痛时作，痛处固定，胸闷心悸，头晕头痛，腰膝酸软，神疲少寐，舌黯红，苔白或腻，脉细涩、高脂血症等。

248 如何服用心脑康胶囊？有哪些注意事项？

胶囊，每粒装 0.25 克。

口服，1 次 4 粒，1 日 3 次。

使用注意：

①对药物中任一成分过敏者禁用。

②孕妇慎用。

③活血之剂，宜饭后服用。

249 步长脑心通胶囊适用于哪些冠心病人群？

步长脑心通胶囊主要由黄芪、丹参、川芎、赤芍、桃仁、红花、乳香、没药、当归、鸡血藤、牛膝、桂枝、桑枝、地龙、全蝎、水蛭等药物组成。

药中重用黄芪为君药，大补元气，使气旺则促进血液运行；以药性善走、通经通络的虫类药物水蛭、地龙、全蝎为臣药；其中水蛭活血化瘀功效颇捷，另配以各有特点的活血化瘀药当归、川芎、丹参、赤芍、乳香、红花、桃仁等为佐药；其中当归补血养血，川芎活血行气，丹参既可活血祛瘀，又可养血安神，乳香行气止痛。又以温经通脉的桂枝，逐瘀血、通经络的牛膝为使药。诸药合用，具有益气活血、化瘀通络之功效。

现代药理研究显示，能扩张冠状动脉，保护血管内皮细胞和心肌细胞；具有抗动脉粥样硬化，稳定动脉粥样硬化斑块作用；促进侧支循环的建立，改善微循环；调脂抗凝，降低总胆固醇，降低低密度脂蛋白，升高高密度脂蛋白，稳定血压；抗缺血缺氧，抑制氧化，抗炎症；抗血小板凝聚，抗血栓形成等。

适用于气虚血滞、脉络瘀阻所致的冠心病人群，症见胸痹心痛、胸闷、心悸、气短者。

250 如何服用步长脑心通胶囊？有哪些注意事项？

胶囊制剂，每粒装0.4克。

口服，1日3次，每次2～4粒，餐后服用为佳。

服用本药物时应注意：

①对本药中任一成分过敏者，禁用。

②孕妇应禁用本药物。

③服用本药有个别患者出现胃肠道不适，建议饭后服用。

251 通心络胶囊适用于哪些冠心病人群？

通心络胶囊主要由人参、赤芍、檀香、降香、乳香、酸枣仁、水蛭、全蝎、蝉蜕、土鳖虫、蜈蚣、冰片等药物组成。

药中人参大补元气；水蛭破血逐瘀，全蝎通络止痛，共为方中之主药。辅以土鳖虫、蜈蚣、乳香、赤芍、蝉蜕活血祛瘀，通络止痛；檀香、降香理气宽胸止痛；佐以酸枣仁养心安神；使以冰片通窍止痛。诸药合用，共奏益气活血、通络止痛之功。

药理研究显示通心络胶囊可调节血脂，能抑制血栓形成和血小板聚集，抑制冠脉痉挛，改善心肌供血供氧，增加冠脉血流量，抑制心室重构，改善心功能。

适用于瘀血内阻型的冠心病心绞痛患者，出现胸部憋闷、刺痛、绞痛、固定不移、心悸、自汗、气短乏力、舌质紫黯或有瘀斑、脉细涩或结代等临床表现。

252 如何服用通心络胶囊？有哪些注意事项？

胶囊制剂，每粒 0.26 克。

口服，1 次 2～4 粒，1 日 3 次。餐后服用为佳。

服用本药物时应注意：

①个别患者用药后可出现胃部不适、胃部胀痛，口干燥、咽干痛，个别患者用药后有皮疹、瘙痒等，推荐饭后服药。

②出血性疾患、孕妇、妇女经期及阴虚火旺者禁用。

③本药动物品种较多，过敏体质者慎用。

253 山海丹胶囊适用于哪些冠心病人群？

山海丹由人参、黄芪、三七、山羊血、海藻、灵芝、葛根、连翘心、苏合香、丹参、红花、草决明、首乌、佛手等组成。

药中丹参、红花、葛根、三七活血化瘀，通络止痛；人参、黄芪、山羊血补益心气，养心安神；苏合香芳香开窍、通阳止痛；灵芝、何首乌、决明子补肝肾，益精血；苏合香通窍止痛；海藻化痰软坚；佛手理气和中；连翘心清心泻火解毒。诸药相合，活血通络，辅佐以养心、化痰之功。

药理研究显示能改善血液高凝状态，扩冠，增加冠状侧支循环，改善心肌营养，抗心律失常，缓解心绞痛及有降压、调脂等作用，全方治疗冠心病有较好作用。可应用于冠心病、脑血管疾病、脑血栓、脑溢血、糖尿病、肺心病等。

用于气虚血瘀、痰瘀交阻心脉之冠心病人群，主要见症为心胸闷痛，胸闷气短，心悸乏力，形体肥胖，舌质淡黯或有瘀斑，脉弦细涩或结代。

254 如何服用山海丹胶囊？有哪些注意事项？

胶囊剂，每粒 0.5 克。

口服，1 次 4～5 粒，1 日 3 次，饭后半小时服用，连服 3 个月为 1 个疗程。

服用山海丹胶囊时，要注意：

①服药期间少数患者有口舌干燥感，适量多饮水。

②阴虚血热者慎用。

③孕妇忌用。

④本药有人参、海藻，服用本品时不宜同时服用含有藜芦、甘草的药物。

⑤肝病患者和过敏体质者慎用。

255 心通口服液适用于哪些冠心病人群？

心通口服液主要由党参、黄芪、麦冬、野葛根、丹参、当归、淫羊藿、皂角刺、枳实、何首乌、海藻、昆布、牡蛎等药物组成。

本品以黄芪、党参益心气，补气行血，为主药；配野葛根、丹参、当归活血化瘀，通络止痛；皂角刺、海藻、昆布、牡蛎化痰软坚散结滞；淫羊藿、何首乌、麦冬阴阳双调补肾气；枳实行气防滞腻，诸药配伍，共奏益气活血、化痰散结、通络止痛之功效。

药理研究心通口服液可提高免疫能力，加强心脏收缩力，提高耐缺氧能力，能降低血液黏稠度，增加冠脉血流量，降低血小板表面活性及聚集性，有抗血栓形成和改善血液流变的作用，有调节血脂、抗动脉粥样硬化作用。

适用于气虚血瘀、痰瘀交阻的冠心病人群，出现胸闷心痛，心悸气短，乏力，脉沉细、弦滑或结代，高脂血症等临床表现。

256 如何服用心通口服液？有哪些注意事项？

每支10毫升(每毫升含原药材5克)。

一般用法为口服，1次10～20毫升，1日2～3次。

服用本药物时应注意：

①孕妇禁用；

②服后反酸者，可于餐后服用。

③禁与含有藜芦、甘草的药物同时服用。

257 芪参益气滴丸适用于哪些冠心病人群？

芪参益气滴丸主要由黄芪、丹参、三七、降香等药物组成。

芪参益气滴丸中重用黄芪，取其大补元气，使气旺以促血行，祛瘀而不伤正；气旺以促津行，行津利尿。辅以丹参、三七活血化瘀，通络止痛；佐使以降香气香辛散，行气止痛。诸药合用益气活血，通络止痛。

该药能减轻心肌缺血程度及心肌缺血范围；在不增加左室做功情况下，增加缺血心脏的冠脉血流量和供氧量；减少心肌细胞损伤；调整心脏血管的顺应性，对心血管系统起到调整和改善作用。同时具有抑制血小板聚集的作用，能抑制血栓形成、降低血浆黏度和全血黏度。

适用于气虚血瘀证之冠心病患者，临床表现为胸闷、胸痛，气短、乏力、心悸、面色少华、自汗，舌体胖有齿痕、舌质黯或紫黯或有瘀斑，脉沉或沉弦等。

258 如何服用芪参益气滴丸？有哪些注意事项？

滴丸制剂，每袋装 0.5 克。

口服，1 次 1 袋，1 日 3 次，4 周为 1 疗程。一般用法为餐后半小时服用。

服用本药物时应注意：

①孕妇慎用。

②过敏者禁用。

③阴虚火旺者，慎用。

259 心灵丸适用于哪些冠心病人群？

心灵丸属纯中药提取物，主要由人参、三七、麝香、牛黄、水牛角干浸膏、熊胆、蟾酥、珍珠、冰片等药物组成。

心灵丸中珍珠主要起宁心安神作用，与西医应用安定片等镇静类药物治疗心绞痛和心肌梗死应有异曲同工的效果；人参主要起益气作用；三七起活血作用；其余药物熊胆、麝香、蟾酥、牛黄、冰片可起到清热解毒、散结止痛的效果。诸药合用益气、活血、解毒、安神、止痛。

药理研究显示心灵丸可增加冠脉流量，改善心肌供血供氧；减慢心率，降低心肌耗氧量；扩张外周血管，使心脏后负荷下降而有强心作用，恢复心脏功能。

适用于气虚血瘀、心神不宁的冠心病患者，临床表现有胸痛胸闷、心烦悸、心率偏快、气短、头痛眩晕、舌黯红、脉虚数等。

舌下含服使药物吸收更为快速，心灵丸也是冠心病的急救药物之一。

260 如何服用心灵丸？有哪些注意事项？

浓缩丸剂，每丸重 20 毫克。

舌下含化或咀嚼后咽服，1 次 2 丸，1 日 1～3 次。也可在临睡前或发病时含服。

服用本药物时应注意：

①药物过敏、孕妇禁用。

②心脏传导阻滞者慎用。

③过敏体质、运动员慎用。

④素体虚寒者不宜用。

⑤个别患者服药初期有轻度恶心、晕眩等反应，但均能在 1 小时内或继续服药中自行消失。

261 养心氏片适用于哪些冠心病人群？

养心氏片主要由人参、党参、黄芪、当归、丹参、葛根、淫羊藿、山楂、地黄、黄连、延胡索(炙)、灵芝、炙甘草等药物组成。

药中黄芪、人参、党参、灵芝补心气，更能补气行血，气行则血行；肾为一身阳气之根本，淫羊藿益肾壮阳祛寒湿，且该药不甚燥烈，与黄芪、人参同用加强益气温阳之力；当归、丹参、地黄补血活血；延胡索行气活血止痛；炙甘草益气复脉治疗心悸自汗、脉结代等症。诸药合用扶正固本、益气复脉、活血止痛。

药理研究显示养心氏片具有改善心肌细胞代谢功能和扩张冠状动脉的作用，能明显提高冠状动脉血流量，改善心功能，调节血脂，抗动脉粥样硬化，恢复冠状动脉弹性，从而能够减轻冠心病患者的胸痛、胸闷、心悸、乏力等常见症状的发作次数，发作程度以及冠心病其他常见的临床症状。

适用于气虚血瘀证的冠心病患者，临床表现为胸闷胸痛、心悸气短、乏力自汗、畏寒肢冷、舌淡或黯、脉沉细或虚弱或结代等。

262 如何服用养心氏片？有哪些注意事项？

每片重 0.3 克、0.6 克。

口服，0.3 克片：1 次 4～6 片，1 日 3 次；0.6 克片：1 次 2～3 片，1 日 3 次。

服用本药物时应注意：

①药物过敏者禁用。

②孕妇禁用。

263 正心泰片(胶囊)适用于哪些冠心病人群？

正心泰片(胶囊)主要由黄芪、槲寄生、葛根、丹参、山楂、川芎等药物组成。

正心泰处方中的黄芪作为补气升阳、扶正固本中药，能补心肺脾之气，益元气，温三焦，亦逐五脏间恶血，气帅血行，气行血则行；丹参、川芎、葛根、山楂，活血化瘀，通络止痛；槲寄生补肾，合用补气活血、通脉益肾。

现代药理研究显示，正心泰片(胶囊)可扩张冠状动脉，减轻心肌缺血，防止血栓形成，调节血脂，防止脂斑的形成，恢复血管弹性。

药中的槲寄生与桑寄生为同科植物，性味均为苦甘平，同归肝、肾经，均能补肝肾强筋骨、祛风湿和安胎。但槲寄生富含黄酮类化合物槲皮素、槲皮苷等，故对心血管系统的药理作用更明显，能明显增加冠脉流量，减慢心律，增加心肌收缩力而显著降低缺血心肌的耗氧量和CAMP含量而保护缺血心肌。具有抗心律失常和降压作用，改善微循环障碍，既加速微血管流速，又使闭锁的毛细血管再通。槲寄生还有抗血小板聚集作用而抑制血栓形成，具有抗脂质过氧化作用而利于血管内皮细胞的修复。

适用于气虚血瘀兼肾虚证候的冠心病患者，临床表现为胸痛且闷、心悸气短、乏力、眩晕、腰膝酸软，舌质淡或黯，脉细涩尺弱或结代等。

264 如何服用正心泰片(胶囊)？有哪些注意事项？

每片0.36克；胶囊每粒装0.46克。

一般用法为口服，1次4片(粒)，1日3次。本品餐后服用为佳。

服用本药物时应注意：

①孕妇禁用；

②胃虚寒者慎用。宜饭后服。

265 补心气口服液适用于哪些冠心病人群？

补心气口服液的主要组成有黄芪、人参、石菖蒲、薤白等。

方中黄芪、人参大补元气、益气升阳，用于心气虚型胸痹心痛可速回阳气，去虚邪。石菖蒲辛散苦燥温通，开窍宁心安神；薤白辛散苦降，温通滑利，上行心胸以通胸中阳气，散阴寒凝结。全方共奏补益心气、通阳辛散止痛之功。

动物实验表明，本品具有扩张痉挛的冠状动脉，增加血流量，改善心肌缺血，保护心肌损伤，降低心肌耗氧量及镇痛作用。

适用于心气虚损、胸阳不展型冠心病患者，胸闷胸痛，兼见头晕、气短乏力、面色少华、神疲肢倦、苔薄白舌质淡、脉沉细或结代。

266 如何服用补心气口服液？有哪些注意事项？

口服液，每支10毫升。

口服，1次1支，1日3次。4周为1疗程。

用药期间要节食，避免过度操劳、剧烈运动。

267 生脉胶囊（饮）、益气复脉胶囊适用于哪些冠心病人群？

生脉有多种制剂，有口服液（饮）、胶囊、颗粒、袋泡茶、注射液等。同类药物还有益气复脉胶囊等。

药物组成有人参（或红参或党参等）、麦冬、五味子等。

方中以人参为君药，味甘性平，归脾、肺二经，能补脾益肺，健运中气，鼓舞清阳，升津止渴。臣以麦冬甘寒质润，入肺、胃、心经，养阴生津，清心除烦，与人参合用，可使气旺津生，脉气得复。以五味子敛肺宁心，止汗生津，用为佐使。三药配合，一补、一清、一敛，共奏益气复脉、养阴生津之功。

药理研究显示，本品能对抗冠状动脉痉挛，降低冠脉阻力，增加冠脉流量，增加心肌收缩力和心输出量，有抗心衰、抗休克、抗心律失常作用。

适用于气阴两虚的冠心病人群，患者表现为自汗多，口干渴、咽干，神疲乏力，心悸气短，脉虚无力，舌干红无津等。

268 如何服用生脉胶囊、益气复脉胶囊？

生脉胶囊，每粒0.3克；益气复脉胶囊每粒0.37克。

口服,1次2～4粒,1日2～3次。

口服液每支10毫升,口服,1次10毫升,1日3次。

使用注意:

①感冒实证、腹泻患者需停药。

②个别患者服用后,可能血压升高,需注意监测血压。

269 益心舒胶囊适用于哪些冠心病人群?

益心舒胶囊主要由人参、麦冬、五味子、黄芪、川芎、丹参、山楂等药物组成。

药中黄芪、生脉(参、麦、五味)大补心气,益心阴;川芎活血行气,丹参活血补血,山楂活血通脉消食化积,合用而有益气复脉、活血止痛之功。

药理研究显示益心舒胶囊可扩张冠状动脉,增加冠状动脉血流量,抗心肌缺血,抗血栓形成,改善微循环。

适用于气阴两虚、瘀血内阻的冠心病患者,临床表现为胸闷不舒、胸痛、心悸气短、口干、舌红少津、脉细涩或结代等。

270 如何服用益心舒胶囊?有哪些注意事项?

每粒装0.4克。

一般用法为口服,1次3粒,1日3次。

个别患者服用后,可有轻微的心悸、头晕、瘙痒等不良反应,多能耐受。不能耐受,停药多消失。

271 稳心颗粒剂适用于哪些冠心病人群?

稳心颗粒由党参、黄精、三七、琥珀、甘松等组成。

稳心颗粒中用黄精滋肾润肺,补脾益气;党参益气养血,养阴生津;三七化瘀止血,活血定痛;琥珀镇静安神,化瘀止血;甘松理气止痛,醒脾健胃。诸药合用，共奏益气养阴，定悸复脉，活血化瘀之功。

药理研究显示稳心颗粒同时具有抗心律失常和改善心肌缺血以及血液流变学指标的双重作用，对改善老年心律失常症状、提高患者生活质量具有重要意义。

临床用于气阴两虚兼心脉瘀阻的冠心病人群。患者表现为胸闷胸痛，心悸不宁，气短乏力，头晕心悸，脉促或结代等。各种原因引起的早搏、房颤、窦性心动过速等心律失常。

272 如何服用稳心颗粒？有哪些注意事项？

冲剂，每袋装 9 克。

开水冲服，1 次 1 袋，1 日 3 次。4 周为 1 疗程，或遵医嘱。

使用注意事项：

①孕妇慎用。

②偶见轻度头晕、恶心，一般不影响用药。

273 滋心阴颗粒（胶囊、口服液）适用于哪些冠心病？

滋心阴颗粒（胶囊、口服液）由麦冬、赤芍、北沙参、三七等组成。

药中麦冬味甘气凉，质柔多汁，长于滋燥泽枯、清心润肺、养胃生津；北沙参养胃生津，与麦冬相伍可增强养心阴功效；赤芍清热凉血，三七活血散瘀止痛。诸药合用共奏滋阴宁心、化瘀止痛之功。

动物实验表明，本品具有扩张痉挛的冠状动脉，增加血流量，改善心肌缺血，保护心肌损伤，降低心肌耗氧量及镇痛作用。

适用于心阴不足、瘀血痹阻的冠心病人群。症见胸痹心痛，胸闷心悸，失眠，五心烦热，舌红少苔，脉细数等。

274 如何服用滋心阴颗粒(胶囊、口服液)?有哪些注意事项?

颗粒剂,每袋 6 克;胶囊,每粒装 0.35 克;口服液,每支 10 毫升。

口服颗粒,1 次 6 克,1 日 3 次;胶囊,1 次 2 粒,1 日 3 次;口服液,1 次 1 支,1 日 3 次。

阳虚内寒、外感实证忌用。

275 麝香保心丸适用于哪些冠心病人群?

麝香保心丸主要由人工麝香、牛黄、人参提取物、肉桂、苏合香、蟾酥、冰片等药物组成。

药用麝香、冰片芳香行气,开窍止痛;人参大补元气,益心气;肉桂强心阳;牛黄清热强心;蟾酥强心止痛;苏合香开窍祛痰。配伍为用,共奏芳香开窍,行气止痛,益气强心的功效。

药理研究显示麝香保心丸可增高耐氧能力,并有降压、减慢心率作用;能保护血管内皮,促进治疗性血管新生,改善心脏血流供应;阻遏动脉粥样硬化;抑制动脉壁炎症,稳定已经形成的粥样斑块;降低血黏度,缓解冠心病患者的高黏和高聚状态,改善微循环,从而增加冠脉血流量,保护缺血心肌。

麝香保心丸亦为临床急救用药,舌下含服可以迅速缓解心绞痛症状,用于心绞痛急性发作时;长期服用可以增加功能性和结构性的冠状动脉侧支循环,可用于预防或减轻冠心病和心肌缺血引起的心绞痛、胸闷等症。也适用于不适宜做冠脉搭桥手术或介入治疗的患者。

276 如何服用麝香保心丸?有哪些注意事项?

2.85 毫米的微粒丸,每粒 22.5 毫克。

口服,1 次 1~2 丸,1 日 3 次,或症状发作时舌下含服。温开水送服或含服。

起效迅速，舌下含化最快30秒起效，迅速缓解胸闷症状，减少心绞痛的发作频率。

服用本药物时应注意：

①孕妇及对本品过敏者禁用；

②过敏体质者慎用。

③个别患者服后有口干、头胀、中上腹不适及轻度唇舌麻木感。轻度上腹不适可以选择饭后服用或舌下含服，唇舌麻木感可以选择口服。

277 参桂胶囊适用于哪些冠心病患者？

参桂胶囊主要由红参、桂枝、川芎等药物组成。

胸痹心痛的基本病机是阳衰阴盛，表现为本虚标实，本虚是心气不足，心阳不振；标实是血脉瘀阻。参桂益元气通心阳、以助源头血行鼓动之力而治本；川芎活血化瘀、通经活血，以疏通血气运行之道而治标。三药合用，标本兼治。

药理研究显示参桂胶囊可保护心肌缺血，能增加冠脉流量，减慢心率，降低心肌耗氧量，降低外周阻力。

适用于心阳不振、气虚血瘀证之冠心病患者，症见胸部刺痛，固定不移，入夜更甚，遇冷加重，或畏寒喜暖，面色少华，脉沉细等。

278 如何服用参桂胶囊？有哪些注意事项？

胶囊制剂，每粒装0.3克。

口服，1次4粒，1日3次。

服用本药物时应注意：

①少数患者服药后可出现口干、口渴症状，一般不需特殊处理，症状可自行消失。

②阴虚内热、孕妇禁用。

279 心宝丸适用于哪些冠心病人群?

心宝丸由附子、肉桂、人参、鹿茸、麝香、洋金花、田七、冰片等组成。

心宝丸以附子、鹿茸温补心肾之阳、散寒止痛、强心救逆为主药;人参大补元气、益气复脉,肉佳温补元阳为辅药;洋金花大毒,强心止痛,三七活血通脉,麝香辛香开窍为佐药;冰片辛香助药力直达病所为使药。全方合用,共奏温补心肾,益气助阳,活血通脉之功。

药理研究证实,本品具有增加冠脉血流量、加强心肌收缩作用。本方具有显著提高小鼠耐缺氧能力。改善心功能,服用本品 15～30 分钟后,胸闷改善,皮肤潮红,口干。1 小时后心电图缺血型 ST-T 段开始改善,8～12 小时达高峰,24 小时回复到原来水平。服药第 3 天心功能明显改善,服药 5～7 天疗效达到高峰。

适用于治疗心肾阳虚、心脉瘀阻证的冠心病人群,症见胸闷、胸痛隐隐、心悸、气促、疲乏、食呆、下肢浮肿、紫绀、呼吸困难,脉沉缓或结代等。

280 如何服用心宝丸?有哪些注意事项?

浓缩丸,每丸 60 毫克,每瓶 20 丸。

口服,1 次 1～2 丸,1 日 3 次,温开水送下。

注意事项:

①青光眼忌服。

②阴虚内热、肝阳上亢、痰火内盛者,禁用。

③感冒发热、孕妇慎服。

④服药后如觉口干者,可用淡盐开水送服;个别患者服用后过敏者,可给予对症处理或停用。

281 如何服用脂必泰胶囊?

脂必泰胶囊由山楂、泽泻、白术、红曲等组成。

(1)中药方解:方中山楂味酸而甘,微温不热,功擅消食化积,活血散瘀,助脾健胃,故用为君药;泽泻、白术健脾化痰,利水渗湿,红曲活血化瘀,健脾消食,同助君药化痰消瘀,故为臣药。诸药合用,共奏消痰化瘀,健脾和胃之功。

(2)药理:动物实验显示能降低 TC、TG、LDL-C,升高 HDL-C,具有改善和调节脂质代谢紊乱作用;对实验动物可预防高脂血症的发生,对动脉粥样硬化有一定的预防作用。

(3)适应证:用于痰瘀互结、气血不利所致的头晕头重,胸闷胸痛,腹胀纳呆,形肥肢麻,乏力懒动,便秘或便溏,舌胖黯或青紫,苔白腻,脉弦滑或弦涩;高脂血症见上述证候者。

(4)规格:胶囊剂,每粒装 0.24 克。

(5)用法用量:胶囊口服,1 次 1 粒,1 日 2 次。早晚饭后服用。

(6)不良反应与注意事项

①个别报道本品可致血小板减少性紫癜。

②胃酸过多及胃溃疡患者慎用。

282 如何服用荷丹片?

荷丹片由荷叶、丹参、山楂、番泻叶、补骨脂(盐炒)等组成。

(1)中药方解:荷丹片中荷叶升阳利湿,化痰降浊;丹参活血化瘀通脉络;山楂消食除积滞,助丹参活血散瘀;番泻叶泻下导滞,助荷叶利湿;补骨脂补肾暖脾,防泻下太过;诸药相合,共奏化痰降浊,活血化瘀之功。

(2)药理:荷丹片为一纯中药的新型调脂药,主要成分荷叶碱为国内首次提纯,配以补骨脂、山楂、丹参和番泻叶等。药理作用包括提高卵磷脂胆固醇脂酰基转移酶的活性,降低 TC、TG 和体重,提高血中 HDL 浓度,减少动脉粥样硬化斑块的发生,改善内皮功能。